中国古医籍整理丛书

瘟 疫 发 源

清·马印麟 编纂

胡研萍 赵会茹 校注

中国中医药出版社

·北 京·

图书在版编目（CIP）数据

瘟疫发源／（清）马印麟编纂；胡研萍，赵会茹校注．
—北京：中国中医药出版社，2015.12
　　（中国古医籍整理丛书）
　　ISBN 978 - 7 - 5132 - 2729 - 2

　　Ⅰ. ①瘟…　Ⅱ. ①马… ②胡… ③赵… 　Ⅲ. ①瘟疫—研究
Ⅳ. ①R254.3

中国版本图书馆 CIP 数据核字（2015）第 196890 号

中 国 中 医 药 出 版 社 出 版
北京市朝阳区北三环东路 28 号易亨大厦 16 层
邮政编码　100013
传真　010 64405750
三河市鑫金马印装有限公司印刷
各地新华书店经销

*

开本 710×1000　1/16　印张 7.5　字数 34 千字
2015 年 12 月第 1 版　2015 年 12 月第 1 次印刷
书　号　ISBN 978 - 7 - 5132 - 2729 - 2

*

定价　25.00 元
网址　www.cptcm.com

国家中医药管理局
中医药古籍保护与利用能力建设项目
组织工作委员会

项目专家组

顾　问　马继兴　张灿玾　李经纬

组　长　余瀛鳌

成　员　李致忠　钱超尘　段逸山　严世芸　鲁兆麟
　　　　　　郑金生　林端宜　欧阳兵　高文柱　柳长华
　　　　　　王振国　王旭东　崔　蒙　严季澜　黄龙祥
　　　　　　陈勇毅　张志清

项目办公室（组织工作委员会办公室）

主　任　王振国　王思成

副主任　王振宇　刘群峰　陈榕虎　杨振宁　朱毓梅
　　　　　　刘更生　华中健

成　员　陈丽娜　邱　岳　王　庆　王　鹏　王春燕
　　　　　　郭瑞华　宋咏梅　周　扬　范　磊　张永泰
　　　　　　罗海鹰　王　爽　王　捷　贺晓路　熊智波

秘　书　张丰聪

前 言

中医药古籍是传承中华优秀文化的重要载体，也是中医学传承数千年的知识宝库，凝聚着中华民族特有的精神价值、思维方法、生命理论和医疗经验，不仅对于传承中医学术具有重要的历史价值，更是现代中医药科技创新和学术进步的源头和根基。保护和利用好中医药古籍，是弘扬中国优秀传统文化、传承中医学术的必由之路，事关中医药事业发展全局。

1949 年以来，在政府的大力支持和推动下，开展了系统的中医药古籍整理研究。1958 年，国务院科学规划委员会古籍整理出版规划小组在北京成立，负责指导全国的古籍整理出版工作。1982 年，国务院古籍整理出版规划小组召开全国古籍整理出版规划会议，制定了《古籍整理出版规划（1982—1990）》，卫生部先后下达了两批 200 余种中医古籍整理任务，掀起了中医古籍整理研究的新高潮，对中医文化与学术的弘扬、传承和发展，发挥了极其重要的作用，产生了不可估量的深远影响。

2007 年《国务院办公厅关于进一步加强古籍保护工作的意见》明确提出进一步加强古籍整理、出版和研究利用，以及

"保护为主、抢救第一、合理利用、加强管理"的方针。2009年《国务院关于扶持和促进中医药事业发展的若干意见》指出，要"开展中医药古籍普查登记，建立综合信息数据库和珍贵古籍名录，加强整理、出版、研究和利用"。《中医药创新发展规划纲要（2006—2020）》强调继承与创新并重，推动中医药传承与创新发展。

2003～2010年，国家财政多次立项支持中国中医科学院开展针对性中医药古籍抢救保护工作，在中国中医科学院图书馆设立全国唯一的行业古籍保护中心，影印抢救濒危珍本、孤本中医古籍1640余种；整理发布《中国中医古籍总目》；遴选351种孤本收入《中医古籍孤本大全》影印出版；开展了海外中医古籍目录调研和孤本回归工作，收集了11个国家和2个地区137个图书馆的240余种书目，基本摸清流失海外的中医古籍现状，确定国内失传的中医药古籍共有220种，复制出版海外所藏中医药古籍133种。2010年，国家财政部、国家中医药管理局设立"中医药古籍保护与利用能力建设项目"，资助整理400余种中医药古籍，并着眼于加强中医药古籍保护和研究机构建设，培养中医古籍整理研究的后备人才，全面提高中医药古籍保护与利用能力。

在此，国家中医药管理局成立了中医药古籍保护和利用专家组和项目办公室，专家组负责项目指导、咨询、质量把关，项目办公室负责实施过程的统筹协调。专家组成员对古籍整理研究具有丰富的经验，有的专家从事古籍整理研究长达70余年，深知中医药古籍整理研究的重要性、艰巨性与复杂性，履行职责认真务实。专家组从书目确定、版本选择、点校、注释等各方面，为项目实施提供了强有力的专业指导。老一辈专家的学术水平和智慧，是项目成功的重要保证。项目承担单位山东中医药大学、南京中医药大学、上海中医药大学、福建中医药大学、浙江省中医药研究院、陕西省中医药研究院、河南省中医药研究院、辽宁中医药大学、成都中医药大学及所在省市中医药管理部门精心组织，充分发挥区域间互补协作的优势，并得到承担项目出版工作的中国中医药出版社大力配合，全面推进中医药古籍保护与利用网络体系的构建和人才队伍建设，使一批有志于中医学术传承与古籍整理工作的人才凝聚在一起，研究队伍日益壮大，研究水平不断提高。

本着"抢救、保护、发掘、利用"的理念，该项目重点选择近60年未曾出版的重要古医籍，综合考虑所选古籍的保护价值、学术价值和实用价值。400余种中医药古籍涵盖了医经、基础理论、诊法、伤寒金匮、温病、本草、方书、内科、外科、女科、儿科、伤科、眼科、咽喉口齿、针灸推拿、养生、医案医话医论、医史、临证综合等门类，跨越唐、宋、金元、明以迄清末。全部古籍均按照项目办公室组织完成的行业标准《中医古籍整理规范》及《中医药古籍整理细则》进行整理校注，绝大多数中医药古籍是第一次校注出版，一批孤本、稿本、抄本更是首次整理面世。对一些重要学术问题的研究成果，则集中收录于各书的"校注说明"或"校注后记"中。

"既出书又出人"是本项目追求的目标。近年来，中医药古籍整理工作形势严峻，老一辈逐渐退出，新一代普遍存在整理研究古籍的经验不足、专业思想不坚定等问题，使中医古籍整理面临人才流失严重、青黄不接的局面。通过本项目实施，搭建平台，完善机制，培养队伍，提升能力，经过近5年的建设，锻炼了一批优秀人才，老中青三代齐聚一堂，有效地稳定了研究队伍，为中医药古籍整理工作的开展和中医文化与学术的传承提供必备的知识和人才储备。

本项目的实施与《中国古医籍整理丛书》的出版，对于加强中医药古籍文献研究队伍建设、建立古籍研究平台，提高古籍整理水平均具有积极的推动作用，对弘扬我国优秀传统文化，推进中医药继承创新，进一步发挥中医药服务民众的养生保健与防病治病作用将产生深远影响。

第九届、第十届全国人大常委会副委员长许嘉璐先生，国家卫生计生委副主任、国家中医药管理局局长、中华中医药学会会长王国强先生，我国著名医史文献专家、中国中医科学院马继兴先生在百忙之中为丛书作序，我们深表敬意和感谢。

由于参与校注整理工作的人员较多，水平不一，诸多方面尚未臻完善，希望专家、读者不吝赐教。

国家中医药管理局中医药古籍保护与利用能力建设项目办公室
二〇一四年十二月

许 序

　　"中医"之名立，迄今不逾百年，所以冠以"中"字者，以别于"洋"与"西"也。慎思之，明辨之，斯名之出，无奈耳，或亦时人不甘泯没而特标其犹在之举也。

　　前此，祖传医术（今世方称为"学"）绵延数千载，救民无数；华夏屡遭时疫，皆仰之以度困厄。中华民族之未如印第安遭染殖民者所携疾病而族灭者，中医之功也。

　　医兴则国兴，国强则医强。百年运衰，岂但国土肢解，五千年文明亦不得全，非遭泯灭，即蒙冤扭曲。西方医学以其捷便速效，始则为传教之利器，继则以"科学"之冕畅行于中华。中医虽为内外所夹击，斥之为蒙昧，为伪医，然四亿同胞衣食不保，得获西医之益者甚寡，中医犹为人民之所赖。虽然，中国医学日益陵替，乃不可免，势使之然也。呜呼！覆巢之下安有完卵？

　　嗣后，国家新生，中医旋即得以重振，与西医并举，探寻结合之路。今也，中华诸多文化，自民俗、礼仪、工艺、戏曲、历史、文学，以至伦理、信仰，皆渐复起，中国医学之兴乃属必然。

迄今中医犹为国家医疗系统之辅，城市尤甚。何哉？盖一则西医赖声、光、电技术而于20世纪发展极速，中医则难见其进。二则国人惊羡西医之"立竿见影"，遂以为其事事胜于中医。然西医已自觉将入绝境：其若干医法正负效应相若，甚或负远逾于正；研究医理者，渐知人乃一整体，心、身非如中世纪所认定为二对立物，且人体亦非宇宙之中心，仅为其一小单位，与宇宙万象万物息息相关。认识至此，其已向中国医学之理念"靠拢"矣，虽彼未必知中国医学何如也。唯其不知中国医理何如，纯由其实践而有所悟，益以证中国之认识人体不为伪，亦不为玄虚。然国人知此趋向者，几人？

国医欲再现宋明清高峰，成国中主流医学，则一须继承，一须创新。继承则必深研原典，激清汰浊，复吸纳西医及我藏、蒙、维、回、苗、彝诸民族医术之精华；创新之道，在于今之科技，既用其器，亦参照其道，反思己之医理，审问之，笃行之，深化之，普及之，于普及中认知人体及环境古今之异，以建成当代国医理论。欲达于斯境，或需百年欤？予恐西医既已醒悟，若加力吸收中医精粹，促中医西医深度结合，形成21世纪之新医学，届时"制高点"将在何方？国人于此转折之机，能不忧虑而奋力乎？

予所谓深研之原典，非指一二习见之书、千古权威之作；就医界整体言之，所传所承自应为医籍之全部。盖后世名医所著，乃其秉诸前人所述，总结终生行医用药经验所得，自当已成今世、后世之要籍。

盛世修典，信然。盖典籍得修，方可言传言承。虽前此50余载已启医籍整理、出版之役，惜旋即中辍。阅20载再兴整理、出版之潮，世所罕见之要籍千余部陆续问世，洋洋大观。

今复有"中医药古籍保护与利用能力建设"之工程，集九省市专家，历经五载，董理出版自唐迄清医籍，都 400 余种，凡中医之基础医理、伤寒、温病及各科诊治、医案医话、推拿本草，俱涵盖之。

噫！璐既知此，能不胜其悦乎？汇集刻印医籍，自古有之，然孰与今世之盛且精也！自今而后，中国医家及患者，得览斯典，当于前人益敬而畏之矣。中华民族之屡经灾难而益蕃，乃至未来之永续，端赖之也，自今以往岂可不后出转精乎？典籍既蜂出矣，余则有望于来者。

谨序。

第九届、十届全国人大常委会副委员长

许嘉璐

二〇一四年冬

王 序

　　中医学是中华民族在长期生产生活实践中，在与疾病作斗争中逐步形成并不断丰富发展的医学科学，是中国古代科学的瑰宝，为中华民族的繁衍昌盛作出了巨大贡献，对世界文明进步产生了积极影响。时至今日，中医学作为我国医学的特色和重要医药卫生资源，与西医学相互补充、相互促进、协调发展，共同担负着维护和促进人民健康的任务，已成为我国医药卫生事业的重要特征和显著优势。

　　中医药古籍在存世的中华古籍中占有相当重要的比重，不仅是中医学术传承数千年最为重要的知识载体，也是中医为中华民族繁衍昌盛发挥重要作用的历史见证。中医药典籍不仅承载着中医的学术经验，而且蕴含着中华民族优秀的思想文化，凝聚着中华民族的聪明智慧，是祖先留给我们的宝贵物质财富和精神财富。加强对中医药古籍的保护与利用，既是中医学发展的需要，也是传承中华文化的迫切要求，更是历史赋予我们的责任。

　　2010 年，国家中医药管理局启动了中医药古籍保护与利用能力建设项目。这既是传承中医药的重要工程，也是弘扬优秀民族文化的重要举措，不仅能够全面推进中医药的有效继承和创新发展，为维护人民健康做出贡献，也能够彰显中华民族的璀璨文化，为实现中华民族伟大复兴的中国梦作出贡献。

相信这项工作一定能造福当今，嘉惠后世，福泽绵长。

国家卫生与计划生育委员会副主任

国家中医药管理局局长

中华中医药学会会长

王国强

二〇一四年十二月

马 序

新中国成立以来，党和国家高度重视中医药事业发展，重视古籍的保护、整理和研究工作。自 1958 年始，国务院先后成立了三届古籍整理出版规划小组，分别由齐燕铭、李一氓、匡亚明担任组长，主持制订了《整理和出版古籍十年规划（1962—1972）》《古籍整理出版规划（1982—1990）》《中国古籍整理出版十年规划和"八五"计划（1991—2000）》等，而第三次规划中医药古籍整理即纳入其中。1982 年 9 月，卫生部下发《1982—1990 年中医古籍整理出版规划》，1983 年 1 月，中医古籍整理出版办公室正式成立，保证了中医古籍整理出版规划的实施。2002 年 2 月，《国家古籍整理出版"十五"（2001—2005）重点规划》经新闻出版署和全国古籍整理出版规划领导小组批准，颁布实施。其后，又陆续制定了国家古籍整理出版"十一五"和"十二五"重点规划。国家财政多次立项支持中国中医科学院开展针对性中医药古籍抢救保护工作，文化部在中国中医科学院图书馆专门设立全国唯一的行业古籍保护中心，国家先后投入中医药古籍保护专项经费超过 3000 万元、影印抢救濒危珍、善、孤本中医古籍 1640 余种，开展了海外中医古籍目录调研和孤本回归工作。2010 年，国家财政部、国家中医药管理局安排国家公共卫生专项资金，设立了"中医药古籍保护与利用能力建设项目"，这是继 1982～1986 年第一批、第二批重要中医药古籍整理之后的又一次大规模古籍整理工程，重点整理新中国成立后未曾出版的重要古籍，目标是形成并普及规范的通行本、传世本。

为保证项目的顺利实施，项目组特别成立了专家组，承担咨询和技术指导，以及古籍出版之前的审定工作。专家组中的许多成员虽逾古稀之年，但老骥伏枥，孜孜不倦，不仅对项目进行宏观指导和质量把关，更重要的是通过古籍整理，以老带新，言传身教，培养一批中医药古籍整理研究的后备人才，促进了中医药古籍保护和研究机构建设，全面提升了我国中医药古籍保护与利用能力。

作为项目组顾问之一，我深感中医药古籍保护、抢救与整理工作的重要性和紧迫性，也深知传承中医药古籍整理经验任重而道远。令人欣慰的是，在项目实施过程中，我看到了老中青三代的紧密衔接，看到了大家的坚持和努力，看到了年轻一代的成长。相信中医药古籍整理工作的将来会越来越好，中医药学的发展会越来越好。

欣喜之余，以是为序。

中国中医科学院研究员

马继兴

二〇一四年十二月

校注说明

　　《瘟疫发源》为清代医家马印麟编纂，初刊于清雍正三年（1725），是一部从五运六气学说出发，论述瘟疫病之病因证治的运气学著作，也是一部理论联系实际、有着较大的临床指导意义和实用价值的温病学著作。

　　作者马印麟（1646—1735），字长公，号好生主人，古青（今山东青州）人，清代医家。因祖上世代业医，故受其祖父影响，自幼习医，并"各处寻访明师贤友"，苦读穷究《类经》，对瘟疫一门颇有研究，著《瘟疫发源》。三十余年时间，将书中理论及所创方药反复运用于临床实践，"屡验屡效"，始刊刻济人。

　　本书目前共有两个版本，一为清雍正三年初刻本（简称雍正本），一为甘豫熹抄本（简称甘本）。雍正本刻印精良，书版完整，属于善本、祖本、足本，故作为本次校注底本；甘本据考为清代后期抄本（约1865），所宗底本不详，脱文及文句省略较多，但抄写字迹清晰，加之本书目前没有发现其他版本流传，故作为主校本。同时，以本书所引著作《素问》《类经》进行他校。本书采用对校法、本校法、他校法结合理校法等校勘方法校注。

　　本次校注主要是对底本进行标点、校勘、注释，具体问题处理方法如下：

1. 底本中年代描述有明显错误，原文不动，出校说明。

2. 底本与校本不一，难以肯定何者为是，原文不动，出校说明。

3. 底本中确系明显的错别字，据校本或文义改，出校说明。

4. 底本中一般笔画之误，如己、巳不分，戌、戍混淆者，均予以径改，不出校记。

5. 底本中凡属异体字、俗体字、古体字，统一以规范字律齐，不出校说明。

6. 底本中凡属通假字，原文不动，首见处出校说明。

7. 底本中凡属缺笔的避讳字，如玄、眩（末笔缺点），径改为原字，不出校说明。

8. 底本中表示文字位置的"右""左"，据现代横排统一改为"上""下"，不出校说明。

9. 底本中引录他书文献，多有删节或缩写，凡不失原义者，保持原貌；若影响文义者，原文不作改动，出校说明。

10. 底本正文中"五运六气药方目录"下设药方名目录于总目录已载，故正文中仅留药方内容，目录删。底本目录与正文参差较多，或位置颠倒，或文字有出入，如正文正确而目录有误，据正文订正目录，如目录正确而正文有误，据目录订正正文。

11. 底本中注释性文字，用小字排版，独立标点，置于正文之后。

12. "飧泄"与"飧泻"、"泻黄散"与"泄黄散"、"盛衰"与"胜衰"在文中多处通用，为保持原貌，不作改动，或出校说明。

13. "六气天时民病"部分内容较多、较琐碎，为便于阅读，用加粗小标题进行分段显示。

14. "五运六气瘟疫发源"下，正文之前，有"古青世医马印麟长公甫纂历下漪园张廷璧赵玉甫校"，今一并删去。

瘟疫发源辨论序

医之为道，盖自上古神圣参天地阴阳之秘，以跻一世于和平，其功最大。自后世侪于方伎之列，庸夫俗子咸托业于其间，以为衣食计，品益杂，技日疏，几以人为费①而医之道隐矣。古人有言："不为良相则为良医。"医岂易言哉？北海马君长公②，当代良医也。尝往来历下③，与余交甚久。每见其治疗奇验，真所谓饮上池之水而洞见垣一方者。其品高行粹，淹博④儒雅，盖隐君子者流，姑托迹于是，岂与世之碌碌者同乎？一日，出其所著《瘟疫发源辨论》二册示余，约而该，微而显，辨析毫芒，治法毕具，至哉书乎！余尝历览古今来所刻方书，于疫疠一途详者或鲜。盖诸症或出于人事，而此症则本乎天行，使非通于阴阳五行之理，而究极其微，或爽毫厘，误人非细。今观是书，五运六气，洞彻条贯，造化根心，调燮在手，能使垂沴之气变为甘雨和风，厥功伟矣。是书之行，诚足以

---

① 以人为费：学医是以人命为代价。典出宋代苏轼《墨宝堂记》："蜀之谚曰：'学书者纸费，学医者人费。'"

② 北海马君长公：即马印麟，字长公。北海，山东旧青州府东部莱州府西部之地，古称"北海"，西汉景帝时即在此设"北海郡"，因马印麟为古青（青州）人（见自序），故序者尊称其北海马君长公。

③ 历下：地名。位于今山东济南市。

④ 淹博：渊博。

上继古来神圣济世之心，宁仅曰方伎家言而已哉？因乐弁数语于首，以告夫世之读是书者。

时雍正二年岁次甲辰长至日平陵杨瑄序于倩月山房

瘟疫发源小引

　　夫医学源自伏羲，传之神农，注于黄帝①。故轩辕与岐伯参酌天地阴阳，化生六气，运行一岁十二月之间。分布在人，为手足三阴三阳十二经，左右要会，作八十一篇，垂为世范，至今用之而为医家绳墨规模者也。粤自黄帝之后，二千五百余年，汉长沙张仲景先生恤于民命多被伤寒瘟疫损害横夭，因而详考古经幽微之玄机，气运主客之迁变，以著《伤寒卒病方论》一十六卷，使后之学者有可依据。仲景迄今又千余载，凡著作医书过往古者八九倍矣，然皆究其末而不求其本。青齐②长翁马先生世善岐黄，洞彻奥秘，千经百论，无不探本穷源。手著《瘟疫发源辨论》上下二卷，发明五运六气之至要，为瘟疫时症之根源。其言简，其理明，易于习诵，使人知所由来，其用心可谓深且大矣。诚灵书③之纂要，后学之指迷，瘟疫之秘诀，生人之厚幸耶。桓毫末无知，不自揣其鄙陋，妄笔而

---

　　① 黄帝：原作"皇帝"，据文义改。
　　② 青齐：指古青州、齐州。青州，今山东青州市；齐州，北宋属济南府，约当今山东济南、章丘、济阳、禹城、齐河、临邑等市县地。
　　③ 灵书：此处疑作《灵》《素》，即《灵枢》《素问》。

志之，幸勿哂其俚劣云。

时雍正三年岁次乙巳蒲月①上浣之吉②古燕同学弟余东桓敬远氏识于泺滨③倩月斋之西堂

---

① 蒲月：农历五月，称为蒲月。
② 上浣之吉：此处应指初一日。上浣，农历的上旬。古时官员十天休息一次，借以沐浴更衣，因为十天恰为一旬，所以每月分上、中、下浣，后借作上、中、下旬的别称；吉，吉利的日子，亦指每月初一日，结合"上浣"，当指初一日。
③ 泺（luò 洛）滨：泺水河边。泺，指泺水，古水名，在今山东济南市西北。

自　序

　　予年八十岁，幼自①数十岁时受祖父之岐黄医业，从师训读数载。父亡之后，各处访求明师贤友，讲究议论。至于前辈如东垣、丹溪、河间②、仲景四大明师岐黄，将诸病脉理、经络、脏腑、本草无不注释详悉明白，惟有瘟疫一门而未尝发明受病之由。诸家虽有数句，至简至约，不甚详细，闷怀心腹二十余年。凡遇瘟疫之症流行，颠倒差乱，误人多多。忽而青州宗玉张公，亦是世家岐黄，所积之书，赐《类经》一部，四十余册，朝夕昼夜苦读穷究。黄帝与岐伯注天文、地理、人事三才，其书理义深远，繁多难读，盖学浅不能便览。吾将瘟疫一门，由博返约，采集一册，名曰《瘟疫发源》，使后人便易入门。至今三十余年，屡验屡效，方敢刊刻济人。所验之年岁，略表一二，开例于下，以使后学诚信，再求高明指示。

　　雍正三年岁次乙巳古青③三世医八十老人马印麟甫纂

---

　①　自：甘本作"时"。
　②　间：原作"洞"，据文义改。
　③　古青：指山东青州市。《尚书》所称"九州"即有"青州"，因称。

凡　例

　　《瘟疫发源》一书，根源自黄帝与岐伯问答，注《类经》一部。其理其文深远玄妙，人多不录。上古之时，无药无方，按脏腑经络，专以针灸，妙用为古今。《素问》乃岐黄之祖，观者幸勿以其繁而厌之。

　　《类经》一书，内分阴阳，化生五行，注天干地支，六十花甲，分为五运六气，各有主气、客气乃五运主气者，春温、夏热、秋凉、冬寒，乃四时之正气也。六气主气者，风、火、暑、湿、燥、寒是也。凡主气者，年年不移；客气者，每岁而迭迁。若主客之气正化①，则天时风雨调和而五谷丰收，则民亦舒而无病。然一岁之中，全在客气之流行变化。若主客之气不和，阴阳不得升降，则五行相制，天时寒热温凉不应主气，则天有不测之气象，风云雷雨，旱涝不均，五谷亦不能丰收，而民多患灾难疫疠之热症。

瘟疫则验

　　今将瘟疫书内，逢刚柔失守，阴阳升降不前，不迁正，不退位②，五行相制，运克天气不和，并天刑③之年，

---

　　①　正化：运气术语。指热化、寒化、雨化、风化平和者。即平和气化。
　　②　不迁正不退位：运气术语。不迁正，指不迁居正位，也就是值年的司天之气不能应时而至；不退位，指不退避正位，也就是应该转位的司天之气太过，留而不去。
　　③　天刑：运气术语。有天的刑法之意，在运气学为年岁的冲克。

所验之天时民病，不能尽注，略表数句，以待后人再验可也。

假如崇祯十一年岁次丁丑①，为运克天气不和之年。此年杀气乃行，自北直②由山东，大兵荒乱，杀虏黎民无数。至十二年戊寅③，亦是刚柔失守，天运失时，其年大旱。十三年己卯④，亦是阴阳不得升降，饥歉岁年，饿死者、瘟病死者无数。此乃刚柔失守，天气不和之验也。

康熙七年岁次戊申，亦是刚柔失守之年。天运失时，其年六月十七日二鼓时地震，由西北而至东南，山东青州、沂州、郯城，一切楼瓦房倒坏，城崩地烈，伤损人亦不少。至八年己酉、九年庚戌，此二年民患瘟疫热症，人多暴死，亦是刚柔失守之验也。

康熙十二年岁次癸丑，其年民舒无病。惟冬月五之气，主客之气皆燥金，主寒露早下，霜乃早降。终之气，在泉⑤主客之气，皆是太阳寒水用事，天时主严寒大举，霜雪乃积，凝水坚冰，阳光不治，杀令行也。此年一冬大雪大寒，冻死者亦有数人，岂不是客气之流行变迁一验也？

① 丁丑：据文义当作"戊寅"。
② 北直：即北直隶。明成祖迁都北京，将隶属于北京的地区设为"直隶"，称"北直隶"，以别于隶属于留都南京的"南直隶"。
③ 戊寅：据文义当作"己卯"。
④ 己卯：据文义当作"庚辰"。
⑤ 在泉：运气术语。统主下半年气候变化总趋向。

康熙二十五年岁次丙寅，亦是刚柔失守，天运失时，运克天气不和之年。初之客气君火，而兼相火司天①，主春气大温，草木早荣。二之气主气君火，此年君火当降在泉。遇水运承之，降而不下，君火反郁，火不务其德，则炎暑流行，火气太过，热极之变也。火极太甚则水来复之，甚则云趋②雨府，洪水冲决。此年主天下大水，青州大桥水崩。亦是此年，民患大疫疠热症。

康熙三十年岁次辛未，乃天刑之年，阴阳不得升降，土下克水，故曰不相得，天时寒暄不时，则田禾亦不能丰收，民病暴热乃生，郁疠乃化，多生热症。陕西省大歉，饿死、病死者无数。

康熙三十四年岁次乙亥，为天气不和之年。山西洪同县③六月初四日地震，城崩地烈，及一切楼瓦房倒坏，饿死、病死者无数。此乃天刑之年一验也。

康熙四十一年岁次壬午，为刚柔失守，天运失时之年。此年乃太阴湿土当升司天，中运遇木，则土不能升天。土郁不升，因木之胜也，人病在脾胃。土郁欲发，必待得位之时而后作，微甚如见，三年化疫。四十二年癸未，四十三年甲申，四十四年，其年稍平，山东六府瘟疫

---

① 司天：运气术语。即掌握天上的气候变化，意指统主上半年气候变化的总趋向。

② 趋：原作"趄（jú 菊）"，据本书《寅申之岁》篇改。

③ 洪同县：即今山西洪洞县。

盛行太甚，其人死者无数，遍地尸骸。不知别省何如医①。医不明五运六气，若多用清解发表之剂，病轻者即重，病重者即死，误人多多。吾按五运土郁治法，用泄黄散②研化五瘟丹③或三消饮④，选而用之，轻者立愈，重者即轻。凡照此法治者，百无一失，此其验也。

雍正元年岁次癸卯，为运克天气不和之年。天时孔府文庙火灾。二年岁次甲辰，亦是运克天气不和之年，朱夫子文庙火灾。此二年民多患瘟疫热症，惟济南府北七县更甚，病死者无数。三年岁次乙巳，亦是运克天气不和之年，天时春旱，夏秋多雨，济南、东昌二府民患水灾大难，以至北直。东三府青、莱、登，天时多患虫灾，田禾半收。此冬天气大温不寒，皆因在泉之气相火，终之客气亦是相火，二火交炽，畏火司令，故主冬温不寒，阳乃大化，蛰虫出见，流水不冰，地气大发，草乃生，人乃舒。岂不是天气不和、客气流行之验也？

瘟疫治法表其大略

瘟疫受病，皆因五行相克，阴阳不得升降，以致五运五郁。客气流行变迁，人感天地疫疠不正之气，内虚之

---

① 医：原作"巫"，据甘本改。
② 泄黄散：即泻黄散。
③ 五瘟丹：即运气五瘟丹，见《五运六气药方》篇。
④ 三消饮：方名。据《瘟疫治法表其大略》篇中证候，当为明代医家吴又可著作《温疫论》中方，由槟榔、厚朴、芍药、甘草、知母、黄芩、大黄、葛根、羌活、柴胡、生姜、大枣组成。

人，邪由口鼻而入，壮实之人，外邪不能侵害。此疫疠之邪，非若伤寒感冒，邪气由毛孔而入，断不可认为伤寒感冒表症，强发其汗，徒伤表气，病亦不减，反使病轻者重，病重者即危。

一论瘟疫皆是热症。如初举一二日间，发热，头晕头痛，身痛，口干发渴，呕泄等症，初用达原饮，调和疏通之剂，其病速愈。此时受病日浅，又不可下，若下之太早，则成结胸。病至五六日，舌上生胎，其胎各色不同。或咽喉肿痛，汤水不下，或发斑发疹，或大便干结，或三五日不通，当速用三消饮，轻者二三剂而愈，甚者五七剂而痊。若瘟毒太甚，危在旦夕，而头痛腹痛，紫黑瘟疹，或身目发黄，舌胎语涩，或不省人事，或谵语，或妄言撮空，寻衣摸床，烦躁不宁，遗尿不知等症，当速用加减运气五运丹①，连进二三服，立可回生。

又论瘟疫俱是热症，宜用清解寒凉之剂，又最宜用大黄。盖大黄乃是流通之物，且能却邪逐秽之妙品。若不用大黄，徒②用寒凉，寒则凝滞，但非不能退热，反能郁遏邪气，以至外则身凉，内则壅热，迁延待毙，莫可救援，可不慎欤？

又论瘟症，至五七日之间，当为速下。若日久失下，

---

① 加减运气五运丹：据文义及《五运六气药方》篇当作"加减运气五瘟丹"。

② 徒：原作"徙"。据甘本改。

内结壅闭，以致脉厥。此时若徒用寒凉之味，无大黄流通之性，愈遏其热，其邪愈结，脉愈不行。遇者认脉微欲绝，委而弃之，误人甚矣。或妄投参、芪、桂、附，大补回阳之理，下咽立毙，可不叹哉！病若至此，宜用小承气汤加槟榔二钱，缓缓下之，六脉自复，诸症渐愈。

又论瘟症下法，病至七八日，舌上生胎，即当速下。或大便结滞不行，更当速下。下过二三次，轻者自愈，重者舌上胎退刺软，热渴减。或又复热，即再下之，凡下不以数计。病有浅深，有是症则投是药。若见理不明，中道生疑，遇此反致耽①误，可不惜哉！

瘟疫病按

一武举，年三十余岁，身壮体健，忽患瘟热之症。延迟至七八日间，烦躁不宁，坐卧不安，寻衣摸床，妄言撮空，手足战栗，六脉散乱，水饮不下，大便不通，小便赤涩。有作虚症治之，命在旦夕。用五瘟散，每服三钱，新汲凉水调化送下，日进三服。次日诸症全退，饮食调养数日而安。

一男子，年五十余岁，患瘟症延迟数日，失于解利，以至于神昏不省人事，大便结滞，舌上胎刺，目不能视，口不能言，六脉似有似无，或六脉俱脱。皆因疫毒太甚，闭塞经络，以致脉道不行。用过清解通利之煎剂，内加大

① 耽：原作"忧"，据文义改。

黄三钱，日进三服，绝然不动。因大黄经过水火煎炼，去其猛烈之性，故用之则不效。举家惊慌，以备后事。吾将用过通利之剂俱宜生用研末，用新汲凉水调匀，灌下，日进二服，大便通利二三次，口亦能言，目亦能视。次日再进一服，则诸症全愈。

若此等瘟疫之毒太甚，其毒结于腹内，熏蒸脏腑经络，以致真气受伤，而疫疠之毒日日炽盛，则百病生出。必用生大黄猛烈大将军之势，方能攻结破敌疫疠之毒，不然其毒不能善退。盖大黄之性，有毒攻毒，其毒亦能解大黄之性，则不损元气，善能逐毒外出，而元气渐复，此乃泻中有补也。如此等症，屡用屡效，百无一损。

黄帝曰：疫疠热症，当何禁之？岐伯曰：热病少愈，余邪未尽，食肉则复，多食则遗，此其禁也。若不戒饮食劳倦，情欲扰乱，然脾胃气虚，未能消化坚食，故热复生。宜清淡饮食，最忌腥膻油腻煎炒之物，常待①三分饥。戒劳役怒恼房事，宜净养数日，其病渐愈，元气渐复，再不复感。

八十老人注验

---

① 待：甘本作"带"，义胜。

目　录

五运六气瘟疫发源

《素问》曰：医之道，上知天文，下知地理，中知人事，方可言医。天地人三才地位，阴阳五行之变化，莫不上达于天，如阴阳五星①运气、风雨寒暑之应，下推于地，方宜水土、草木、昆虫、万物胜衰之应，通于人事之变化，如表里血气、脏腑经络、疾病安危之应。医之源发乎阴阳，然阴阳化生于五行金、木、水、火、土，流为十干甲、乙、丙、丁、戊、己、庚、辛、壬、癸，则成五运，以应人之五脏心、肝、脾、肺、肾。五行化生地支十二子、丑、寅、卯、辰、巳、午、未、申、酉、戌、亥。阴阳对冲，则为六气风、寒、暑、湿、燥、火，以应人之六腑。今之时医，不知医之源流，阴阳胜衰、五行生克制化、天文地理人事不晓，更不知五运六气为何物，则不知四时万物之始终，生死之本也。能觉预防者，上智也；能因几②辨理者，明医也；既不能知，而且云乌有者，下愚也。

按：五运六气，刚柔失守③，阴阳升降不前，不迁正，不退位，各有年岁。大人感之，而成疫疠，小儿受之，多患痘疮。然岁中客气之流行，即安危之关系。或疫气偏

---

① 五星：指金、木、水、火、土、五星，分主五行。
② 几（jǐ机）：预兆。
③ 守：原作"受"，据本书《瘟疫则验》篇改。

行，而一方皆病风温；或清寒伤脏，则一时皆犯泻痢；或痘疹胜行，而多凶多吉。期各不同，或疔毒偏生，是阴是阳，各从其类，或气急喘嗽，一乡并兴，或筋骨疼痛，人皆道苦，或时下多有中风，或盛行痰火。诸如此者，以众人而患同病，谓非运气之使然欤？张子曰：病若不是当年气，看于何年运气同。只向某年求活法，方知都在《至真》中。扁鹊曰：阴淫寒疾寒水之令太过，阳淫热疾相火之令太过，风淫末疾风木之令太过，雨淫腹疾湿土之令太过，晦淫惑疾燥金之令太过，久晴不雨，当为疫疠、风瘴，明淫心疾君火之火太过。经曰：天运有胜衰，人气有虚实，医不知此，焉得为工？噫！儒之道博约而已矣，医之道运气而已。学者可不由此入门而求其蕴奥耶！

五运详注

　　阴阳化生五行，木火土金水，流为十干，甲乙丙丁戊己庚辛壬癸。天干运化于五方位：甲乙东方木，丙丁南方火，壬癸北方水，戊己中央土，庚辛西方金；分为五运：木为初运，火为二运，土为三运，金为四运，水为五运。此乃主运，年年不移。

　　天干阴阳配合，化为五运。甲与己合，化土之岁，土运统之；乙与庚合，化金之岁，金运统之；丙与辛合，化水之岁，水运统之；丁与壬合，化木之岁，木运统之；戊与癸合，化火之岁，火运统之。此乃客运，每岁迭迁。

六气详注

阴阳化生地支十二：子、寅、辰、午、申、戌，六阳年；丑、卯、巳、未、酉、亥，六阴年。

阴阳配合五行，运化五方位。

寅卯属春，东方木也；巳午属夏，南方火也；申酉属秋，西方金也；亥子属冬，北方水也；辰戌丑未四季，中央土也。

阴阳刚柔对冲，化为六气，风、火、暑、湿、燥、寒也。

子午之岁，少阴君火司天阳，卯酉阳明燥金在泉阴。

丑未之岁，太阴湿土司天阴，辰戌太阳寒水在泉阳。

寅申之岁，少阳相火司天阳，巳亥厥阴风木在泉阴。

卯酉之岁，阳明燥金司天阴，子午少阴君火在泉阳。

辰戌之岁，太阳寒水司天阳，丑未太阴湿土在泉阴。

巳亥之岁，厥阴风木司天阴，寅申少阳相火在泉阳。

六气分主客

主气以其年年不移，故谓之主。

厥阴风木为初之气①，主大寒节至春分。

少阴君火为二之气，主春分至小满。

少阳相火为三之气，主小满至大暑。

太阴湿土为四之气，主大暑至秋分。

阳明燥金为五之气，主秋分至小雪。

太阳寒水为六之气，主小雪至大寒。

客气加于主气之上，以其年年迁转，故谓之客。

子午之岁，少阴君火司天，卯酉阳明燥金在泉。

初之客气太阳加厥阴之上，二之客气厥阴加少阴之上，三之客气少阴加少阳之上，四之客气太阴加太阴之上，五之客气少阳加阳明之上，六之客气阳明加太阳之上。

丑未之岁，太阴湿土司天，辰戌太阳寒水在泉。

初之客气厥阴加厥阴之上，二之客气少阴加少阴之上，三之客气太阴加少阳之上，四之客气少阳加太阴之上，五之客气阳明加阳明之上，六之客气太阳加太阳之上。

---

① 厥阴风木为初之气：六气主时的次序是与五行相生的顺序相一致的，即初之气为厥阴风木……六之气为太阳寒水。以此类推。

寅申之岁，少阳相火司天，巳亥厥阴风木在泉。

初之客气少阴加厥阴之上，二之客气太阴加少阴之上，三之客气少阳加少阳之上，四之客气阳明加太阴之上，五之客气太阳加阳明之上，六之客气厥阴加太阳之上。

卯酉之岁，阳明燥金司天，子午少阴君火在泉。

初之客气太阴加厥阴之上，二之客气少阳加少阴之上，三之客气阳明加少阳之上，四之客气太阳加太阴之上，五之客气厥阴加阳明之上，六之客气少阴加太阳之上。

辰戌之岁，太阳寒水司天，丑未太阴湿土在泉。

初之客气少阳加厥阴之上，二之客气阳明加少阴之上，三之客气太阳加少阳之上，四之客气厥阴加太阴之上，五之客气少阴加阳明之上，六之客气太阴加太阳之上。

巳亥之岁，厥阴风木司天，寅申少阳相火在泉。

初之客气阳明加厥阴之上，二之客气太阳加少阴之上，三之客气厥阴加少阳之上，四之客气少阴加大阴之上，五之客气太阴加阳明之上，六之客气少阳加太阳之上。

司天在泉左右间气①

去岁在泉之右间，当升今岁司天之左间；去岁司天之右间，当降今岁在泉之左间。

左间太阴，子午少阴君火司天，右间厥阴，右间少阳，阳明燥金在泉，左间太阳。

左间少阳，丑未太阴湿土司天，右间少阴，右间阳明，太阳寒水在泉，左间厥阴。

左间阳明，寅申少阳相火司天，右间太阴，右间太阳，厥阴风木在泉，左间少阴。

左间太阳，卯酉阳明燥金司天，右间少阳，右间厥阴，少阴君火在泉，左间太阴。

左间厥阴，辰戌太阳寒水司天，右间阳明，右间少阴，太阴湿土在泉，左间少阳。

左间少阴，巳亥厥阴风木司天，右间太阳，右间太阴，少阳相火在泉，左间阳明②。

---

① 左右间气：在司天之气和在泉之气左右的气。有司天之气的左间右间，在泉之气的左间右间，加在一起是四间气。

② 去岁在泉之右间……左间阳明：此一大段具体介绍了各个年份司天在泉左右间气的规律：其一，三阴司天，一定是三阳在泉。反之，三阳司天，一定是三阴在泉。其二，阴阳之间的升降运转，总是按厥阴、少阴、太阴、少阳、阳明、太阳的顺序，按照上者右行，下者左行的方向运行，并在此基础上构成司天在泉左右间气。

司天在泉解

司天在泉四间气者，乃客气之六步①也。凡主岁者为司天，位当三之气。司天之下相对者，为在泉，位当终之气。司天之左，为天之左间，右为天之右间。在泉之左，为地之左间，右为地之右间。每岁客气，始于司天前二位乃天之右间，是为初气，以至二气、三气，而终于在泉之六气，每气各主一步。然司天主行天之气令，其位在上。自大寒节起，以主上半年。在泉主地之气化，其位在下。自大暑节为始，通主下半年。岁运居上下之中，主气交②之化。故天气欲降，则运必先之而降；地气欲升，则运必先之而升也。又论曰：初之气、二气、三气尽，天气主之；四气、五气、终气尽，地气主之。此即上下卦之义。然则三气、四气，则一岁之气交也，乃天地气交之时。故自四月终至八月终，总计四个月，一百二十日之间。而岁之旱涝丰俭，物之生长收成，皆系乎此，故曰气交之分，人气从之，万物由之也。

岐伯曰：上而司天，下而在泉，中而气交，人之居

---

① 六步：指风、热、火、湿、燥、寒六气在一年之中的相应时间和位置，分别称之为初之气、二之气、三之气、四之气、五之气、六（终）之气。

② 气交：天气与地气是互相作用、上下运转的，曰"气交"。交，指相交，亦即交互作用。

也。言天者求之本，言地者求之位，言人者求之气交。本者，天之六气，风、火、暑、湿、燥、寒也；位者，地之六步，木、火、土、金、水、火是也。言天者，求之本，谓六气之胜衰，而上可知也；言地者，求之位，谓六步之终始，而下可知也；人在天地之中，故求之于气交，则安危亦可知矣。又论曰：上者谓天，天气下降；下者谓地，地气上升。一升一降，气交于中也，而人居之，则生万易，无非气交之使然。盖天无地之升，则不能降；地无天之降，则不能升。故天地互相为用，升降乃天运①循环之道也。天气不足，地气随之；地气不足，天气从之。运居中而当先也。如司天生克，中运为顺；中运生克，司天为逆。在泉亦然。顺分生克之殊逆，有大小之别，此古人举运气之端倪耳。若其二气相合，象变迥异，千变万化，何有穷尽？如四时有非常之化，常外更有非常；四方有高下之殊，殊中又分高下。百步之内，晴雨不同；千里之外，寒暄非类。故察气候者，必因诸天；察方宜者，必因诸地。圆机之士，又当因常以察变，因此以察彼，庶得古人未发之玄，而尽其不言之妙欤。

---

① 天运：甘本作"天地"，义胜。

五运天时民病①

岁运有余属先天，为太过之年，甲丙戊庚壬五阳刚之年是也。

六甲年甲己化土，甲为阳刚之土也。土之太过，是谓敦厚也阜高也，万物之化，无不赖土以充成。土本高厚，在山川烟埃朦郁，土之气也。雨湿流行湿生则燥避，土之化湿，土胜则克水，故肾脏受邪，治当以除湿补肾。脾属土，甚则土邪有余，脾经自病。脾主肌肉，外应四肢，肌肉痿，行善瘛抽掣也，脚下痛。脾太过，则令四肢不举。脾虚则腹鸣，飧泄不化。其德厚重，故其政安静。其动柔润重淖淖者，泥湿也，其变震惊飘骤②崩溃飘骤乃雷霆暴风也，崩溃乃洪水冲决也，此以土极而兼木复之化。

其谷稷麻。稷，土谷；麻，木谷。土齐木化也。

其畜牛犬。牛，土畜；犬，木畜。其育齐也。

其果枣李。枣，土果；李，木果。

其虫倮毛。土气有余，倮毛齐化。

太溪，肾脉也。土亢则肾绝，故死不治。

六丙年丙辛化水，丙为阳刚之水也。水之太过，为流衍

---

① 五运天时民病：原作"五运详注原病"，据目录改。

② 飘骤：原作"飘聚"，据注文改。指大风。

之纪。水胜则阴气大行，天地闭而万物封藏。岁水太过，寒气流行，寒病乃生，邪害心火。水化寒，水胜则克火，故心脏受邪，治当以逐寒补心。民病身热烦躁，心悸阴厥①，上下中寒，谵妄心痛。甚则水邪有余，肾脏自病。肾病则腹大，胫肿，喘咳，身重，寝汗。

其德凝惨寒雰②，寒之化也。寒雰，雨雪貌。

其动漂泄沃涌。漂，浮于上也；泄，写③于下也；沃，灌也；涌者，溢也。

其变冰雪霜雹。非时而有故曰变。

其病胀，水气胜也。

其象冬，凡寒气霜雪冰，皆冬气之化。

其气坚，凛烈坚凝，寒之胜也。

其谷豆稷。豆，水谷；稷，土谷。水有余，则齐土化也。

其果栗枣。栗齐枣实也。

其畜彘④牛。彘，水畜；牛，土畜。彘齐牛育也。

其虫鳞⑤倮。水有余，故鳞齐倮育。

神门，心脉也。水亢则心绝，故不治。

六戊年戊癸化火，戊为阳刚之火也。火之太过，乃赫曦

---

① 阴厥：因寒而引起的手足逆冷。
② 雰（fēn 芬）：雾气。
③ 写：同"泻"。
④ 彘（zhì 至）：猪。
⑤ 鳞：原作"麟"，据下文改。

之纪赫音黑，曦音希，阳光炎盛也。阳胜则万物俱盛，阴气内化，阳气外荣，阴降于下，阳升于上也。民病火邪伤阴，寒热交争，故为疟。火克肺金，令人喘咳。火逼血妄行于上，故口鼻出血。下泄于二便，故水泄注下。火炎上焦，则咽干耳聋，肩背皆痛。

论曰：心病者，胸中痛，胁支满，胁下痛，膺背肩胛间痛，两背内痛。

太渊，肺脉也。火亢则肺绝，故死不治。

其动炎灼，妄扰，火盛之害也。

其德暄暑郁蒸，热化所行，其应夏也。

其变炎烈沸腾，火气太过，热极之变也。

其病笑疟、疮疡、血流、狂妄、目赤，皆火盛也。

若火不务其德，暴烈其政，甚则雨水霜雹，则金气受伤，水必复之，故其为灾如此，而寒邪反伤心也。

其谷麦豆。麦，火谷；豆，水谷。麦齐豆也。

其果杏栗。杏，火果；栗，水果。其实同也。

其畜羊彘。羊，火畜；彘，水畜。其育齐也。

其虫羽鳞。羽属火，鳞属水。羽齐鳞化也。

六庚年乙庚化金，庚为阳刚之金也。金之太过，乃坚成之纪，万物收引而退避也。岁金太过，燥气流行，燥病乃生，肝木受邪，治当以清燥补肝。民病两胁下少腹痛，目赤嘴疡，耳无所闻，皆肝胆经病。金气太过，则肃杀甚，故伤及肝经。若肝不及，则令人胸痛引背，下则两胁胠①胀，甚则不可反侧，金伤于肝也。

金邪有余，肺经自病，故喘咳气逆，肩背痛。金病不能生水，以致肾阴亦②病，故尻阴股膝髀③腨④胻⑤足皆痛。

其德雾露萧瑟，清肃之化也。其变肃杀凋零，杀令行也。

其动暴折疡疰。暴折者，金气有余；疡疰者，皮肤之疾。

金不务德，而暴害乎木。火必报复，而金反受伤。故其为病，则邪害于肺。其病喘喝，胸噫仰息，火乘肺金，故其病咳。

其谷稻黍。黍，火谷。金齐火化也。

其畜鸡马。金火二畜，孕育齐也。

其果桃杏。金齐火实也。

其虫介羽。介齐羽化也。

太冲者，肝脉也。金亢则肝绝，故死不治。

六壬年丁壬化木，壬为阳刚之木也。布散阳和，发生万物之象也。木和相生，则阳和布化，则阳气日进，而阴气日退。

---

① 胠（qū 区）：腋下。
② 亦：原作"以"，据甘本改。
③ 髀（bì 必）：大腿，亦指大腿骨。
④ 腨（shuàn 涮）：小腿肚。
⑤ 胻（héng 衡）：胫骨上部。

岁木太过，木之化风，风气流行，风病乃生。木胜则克脾土，故脾脏受邪，治当平肝木，以补脾土。木太过，不务其德而侮土，则金必复之，故乘秋令而为灾如此。至其为病，则邪反伤肝矣。

民病飧泻食减，体重烦冤，肠鸣，腹胁肢①满，皆脾虚气衰所致。木胜肝强，故善怒，眩冒颠疾，甚则反胁痛而吐甚。肝脉布于胁肋，木强则肝逆，故胁痛。吐甚者，木邪伤胃也。

其动掉眩颠疾_{掉者，颤摇也；眩者，旋转也，风木太过，}故有此病。

其德鸣靡启拆。_{鸣，风木声也；靡者，散也；启拆，}即发陈之义。

其变振拉摧拔。_{振，怒；拉，谓败拆；摧，谓仆落；}拔，谓出本。

其谷麻稻。_{麻，木谷；稻，金谷。齐其化也。}

其果桃李。_{李，木果；桃，金果。李齐桃也。}

其畜鸡犬。_{鸡，金畜；犬，木畜。犬齐鸡也。}

其虫毛介。_{毛齐介育也。}

冲阳者，胃脉也。_{木亢则胃绝，故死不治。}

岁运不及属后天，为不及之年，乙丁己辛癸_{五阴年}是也。

---

① 肢：据文义当作"支"。

六丁年丁壬化木，丁为阴柔之木也，木气不及，是谓委和之纪①。阳和委屈，发生少也。木气衰，土气无制也。火无所生，故长自平。木衰金胜，故收气乃早②。

岁木不及，燥乃大行，燥病乃生。木不及，则金乘之，故燥大行，草木晚荣，凉雨时降，风云并兴。

民病中清，胠胁满，少腹痛。金气乘木，乃肝之病也。肠鸣溏泄，木不生火，乃脾之寒也。

其病支③废、痈肿、疮疡。木被金伤，肝筋受病，风淫末疾，故为支废、痈肿、疮疡，所由生也。

其主飞蠹蛆雉。飞而蠹者，阴中之阳虫也。蛆者，蝇之子，蛆入灰中，蜕化为蝇，其性喜暖畏寒，火运之年尤多也。雉，火禽也。凡此皆火复之礼。

其气敛，其用聚。木兼金化，收气胜也。

其谷稷稻。土之稷，金之稻。木不及，二谷当成也。

其果枣李。枣，土果也；李当作桃，金果也木不及则土金二果盛。

其畜犬鸡。犬，木畜；鸡，金畜。有胜衰也。

其虫毛介。毛，木虫；介，金虫。盛衰同上。

草木晚荣，苍干凋落。木不及，故草木晚荣。金盛之，故苍干凋落。物秀而实，肤肉内充，生气虽晚，化气

---

① 委和之纪：即木运不及之年。
② 收气乃早：指秋凉来早。收气，指金气，即秋凉。
③ 支：同"肢"。

速成故也。

阳明上临①，金气清肃，故为白露早降。金胜者，火必衰。火衰者，土必弱。

虫蚀甘，甘黄属土，而阴气蚀之，故虫生焉。观晒能除蛀，则虫为阴物可知矣。

胜复皆因于木，故灾眚在三，东方震宫②也。

六乙年乙庚化金，乙为柔阴之金也。金气不及，是谓从革之纪。岁金不及，而火气乘旺，故炎火③乃行，热病乃生，治当以清肺降火。

民病肩背瞀重瞀者，闷也，鼽嚏鼻流清涕也，血便注下，金受火邪，故为此诸症。

金衰火亢，水来复之，故寒雨暴至，乃令冰雹霜雪，灾伤万物，寒之变也。是谓无根之火，故为头脑户痛，延及脑顶，发热，口疮，心痛等症。

炎光赫烈，则冰雪霜雹，乃火盛金也。

其病咳喘鼽衄，火有余而病及肺也。

其谷麻麦。麻，木谷；麦，火谷。二谷成也。

其果杏李。李，木果；杏，火果。金不及，故二果

① 阳明上临：即阳明燥金为司天之气。上，指司天之气。

② 灾眚（shěng 省）在三东方震宫：自然灾害主要发生在东方。按照《灵枢·九宫八风》篇中九宫图，三宫位居东方，为东方震宫。灾眚，即灾害。本篇后文"灾眚在七，西方兑宫"等类推。

③ 炎火：原作"灾大"，据《类经》二十四卷《五运太过不及下应民病上应五星德化政令灾变异候》篇改。

成也。

其畜鸡羊。鸡为金畜，当衰；羊为火畜，当盛。

其虫介羽。介，金虫；羽，火虫。有盛衰。

胜复皆因于金，故灾眚在七，西方兑宫也。

六己年甲己化土，己为阴柔之土也。土气不及，是谓卑监之纪。岁土不及，则木气乘旺，故风气盛行，治当以益脾平肝。化气失令，木专其政，则草木荣美。发生在木，而成实在土，土气不冲，故秀而不实，成而秕也秕，音比，糠比也。

土德衰，故两愆期。金无所生，故收气平也。

民病飧泻霍乱，体重，腹痛，筋骨繇复繇复者，摇动反复也。肌肉瞤酸，善怒，蛰虫蚤附①。凡此飧泄等症，皆因脾弱肝强所致。

土衰木亢，金乃复之。其为胸胁暴痛，下引少腹者肝胆病也。

其土脏病，则为涌呕；肉理病，则为疮疡、溃烂、痈肿。其病胸满痞塞，土气不足而脾不运也。其病飧泄，土衰风胜也。

其谷豆麻。豆，水谷；麻，木谷。二谷成也。

其果李栗。李，木果；栗，水果。土不及，二果成也。

---

① 蚤附：指蛰虫提前入蛰。蚤，通"早"。《史记·仲尼弟子列传》："回年二十九，发尽白，蚤死。"附，归附。

其畜牛犬。牛为土畜，当衰；犬为木畜，当盛。

其虫倮毛。倮属土，毛属木，有胜衰也。

胜复者，皆因于土。故灾眚见于四维①，土位中宫，而寄旺于四隅，辰戌丑未土也。

六辛年丙辛化水，辛为柔阴之水也。水气不及，是谓涸流之纪，则源流干涸也。六辛，阴水之年，阳反用事，水不及而湿土乘之，故湿病乃生，治当以补肾除湿。水衰则火土同化，故气反用，其化乃速，暑雨数至。

民病腹满，身重，濡泄，寒疡流水，腰股痛，足痿清厥，脚下痛，甚则胕肿。藏气不政②，肾气不衡，土湿太过，伤及肾阴，故为此诸症。寒疡流水，阴蚀、阴疽之类也。清厥，乃寒厥也。胕肿者，浮肿也。藏气者，水气也。衡者，平也。不政不衡，水气衰也。火无所畏，故蛰虫不藏也。

草木条茂，荣秀满盛，长化之气，丰而厚也。

埃昏骤雨，则振拉摧拔③。埃昏骤雨，土胜水也。振拉摧拔，木复土也。

其病癃闭，肾气不化也。水不及，故邪伤肾也。

其谷黍稷。黍，火谷；稷，土谷。二谷当成。火谷曰

---

① 四维：此处是指四季。

② 政：原作"收"，据《类经》二十四卷《五运太过不及下应民病上应五星德化政令灾变异候》篇改。

③ 振拉摧拔：指狂风暴风摧屋拔树的灾变现象。用五行概念来说是木气偏胜。

黍而《本经》作麦。

其果枣杏。枣，土果；杏，火果。水不及则二果成也。

其畜彘牛。彘，水畜，当衰①；牛，土畜，当旺。

其虫鳞倮。鳞，水虫；倮，土虫。盛衰亦然。

胜②复皆因于水，故灾眚在一，北方坎宫也。

六癸年戊癸化火，癸为阴柔之火也。火气不及，是谓伏明之纪。阳德不彰，光明伏也。岁火不及，而水乘之，故寒乃大行，寒病乃生，治当以补心逐寒。

火不及，生物不长，承③实而稚，遇化已老。物之成实者，惟稚而短，及遇土化之令，而气已老矣。阳气屈伏，蛰虫蚤藏，阳不施于物也。

民病胸中痛，胁肢满，两胁痛，脊背肩胛间及两臂内痛。郁冒朦昧，心痛暴喑，胸腹大，胁下与腰背相引而痛。郁冒朦昧，冒，若有所蔽也，又曰目无所见也。

凝惨栗烈水胜火也，暴雨霖霪土复水也，雷霆震惊火郁达之也，沉阴淫雨乃阴云蔽日也。淫，久雨也，此皆湿复之变。

其主冰雪霜寒，水反胜也。

其病昏惑悲忘，乃火不足，而心神溃也。

其谷豆稻。豆，水谷；稻，金谷。二谷成也。

---

① 衰：原作"裹（里）"，据文义改。
② 胜：原作"盛"，据本篇上下文改。
③ 承：据后文"物之成实者"，当作"成"。

其果栗桃。栗，水果；桃，金果。火不及，二果成也。

其畜马彘。马，火畜，当衰；彘，水畜，当旺。

其虫羽鳞。羽，属火；鳞，属水。有胜衰也。

胜复皆因于火，故灾眚在九，南方离宫也。

六气天时民病

子午之岁

壬子、壬午、戊子、戊午、庚子、庚午、丙子、丙午、甲子、甲午

少阴君火司天，岁气热化之候。司天者，天之气也。阳明燥金在泉，在泉者，地之气候也。

君火者，手少阴心经也。心者，君主之官，神明出焉。君火乃人身之主宰，阳气之本余，象主土，乃发生万物之源。

少阴司天，其化以热，凡炎蒸郁燠①，庶类蕃茂，皆君火之化，而阳光明耀，温养万物。热淫于上，故火行其政，君火之下，阴精承之，故大雨且至。

民病胸中烦热、嗌干等症，皆君火上炎，肺金受伤也。金气主右，故右胁满。按《经脉》篇②以溺色变，肩臂背臑及缺盆中痛，肺胀满，膨膨而喘咳，为手太阴肺经病，𩩲䐃，肩前臑痛，为手阳明大肠经病。盖肺于大肠为表里，金被火伤，故诸病皆主于肺也。

尺泽穴，手太阴肺脉也。在肘内廉大纹中，动脉应手。金不胜火，则肺气竭而尺泽绝，故死不治。

---

① 郁燠（yù 玉）：即郁蒸。
② 经脉篇：即《灵枢·经脉》篇。

羽虫属火，同天之气故安静；介虫属金，同地之气故育。金气在地则木衰，故毛虫胎孕不成。

阳明燥金在泉。在泉者，地之气候也。金气燥淫胜于下，霜雾清暝。

民病喜呕。呕而苦，善太息，心胁痛，不能转侧，甚则嗌干面尘，身无膏泽，足外反热，为足少阳胆经病。嗌干面尘，为厥阴肝经病。此以金邪淫胜，故肝胆受伤，而为病如此。

介①虫属金，同其气故育；毛虫属木，受其制故耗。金火之气不相合，故羽虫不成。

燥金在泉，燥在地中，故湿毒之物不生。

子午之岁

壬子、壬午

上少阴君火司天，中太角②木运，下阳明燥金在泉。运生天气曰小逆，木上生火也，故病亦微。

子午之岁，当少阴君火迁正司天，而太阴湿土以上年在泉之右间，当升新岁司天之左间，故畏天冲，木星胜之也。土遇升天，木运抑之。遇壬子、壬午，木运之年，壬为阳木有余，其气先天而至。岁运遇木，乃能胜土，故太

---

① 介：原作"芥"，据《五运天时民病》篇改。

② 太角：运气术语。指木运太过的现象。角，五音之一。宫、商、角、徵、羽五音分别代表土、金、木、火、水五运。同五运一样，五音中用"少"代表"不及"，用"太"代表"太过"。

阴湿土升天不前，则为土郁，木之胜也。人病在脾，土郁欲发，必待其得位之时而后作。

壬午年，刚柔失守，微甚如见。三年化疫，微至乙酉，甚在甲申，土疫发也。药宜泄黄散，煎汤量冷，研五瘟丹，不拘时，空心送下。

木强，民病则脾胃受抑，为黄疸满闭等症。

其运风鼓①，其化鸣紊启拆。

其变振拉摧拔。

其病支满，肝木强也。

戊子天符、**戊午**太乙天符

少阴君火司天，中太徵②火运，下阳明燥金在泉。运与司天之气相同，曰天符，运与气皆火，戊午年，运临本气之位，曰岁会，火运临之，午火位也。

其运炎暑，其化暄曜郁燠③。

遇太阳司天曰热，少阳司天曰暑，少阴司天曰炎暑，皆兼司天之气，而言运也。

其变炎烈沸腾，太徵之变也。

其病上热血溢，阳火盛也。

戊子、戊午二年，多热症而无瘟疫。

---

① 其运风鼓：即木运太过之年，春天气候上风比较多。运，指岁运；风，指风气；鼓，指鼓动，此处指偏胜。

② 太徵：运气术语。指火运太过的现象。

③ 暄曜（yào 要）：指炎热之象。

甲子、甲午

少阴君火司天，中太宫①土运，下阳明燥金在泉。

天气生运曰顺化，火下生土也当年病少。

其运阴雨，其化柔润时雨。

其变震惊飘骤，太宫之变也。

其病中满身重，土湿之滞也。

子午之年，阳明燥金当迁正在泉，而太阳寒水，以上年司天之右间，当降为新岁在泉之左间，故畏地阜②，土胜窒之也。水运降地，而土运抑之。遇土运太过，先天而至。

甲子、甲午年，阳土有余之岁也。土运承之，降而不入，即天彰黑气，暝暗凄惨，才施黄埃而布湿，寒化令气，蒸湿复令。久而不降，伏之化郁，寒郁于上，而湿制之，则脾肾受邪。故民病寒厥，四肢重怠，阴痿少力。天布沉阴，蒸湿间作也。

甲子、甲午，刚柔失守，如此三年变而为大疫也。水气被抑，至三年后，必发而为水疫也。

甲子至丙寅，三年首也，至丁卯，三年后也。药宜泽泻、知母、青黛、玄参、童便、连翘各一钱，煎汤量冷，研化五瘟丹，并青黛末调服。

---

① 太宫：运气术语。指土运太过的现象。
② 地阜：运气术语。指水运降地被阻碍。

庚子、庚午天刑之年，俱同天符

上少阴君火司天，中太角①金运，下阳明燥金在泉。

庚子、庚午二年，运同司地曰燥金。太过之运，加地气曰天符。天刑之年，火下克金也，故曰不相得则病。虽有杂症，而无瘟疫。本年金运太过，而君火司天制之，则金得其平，所谓坚成之纪。

其运凉劲，其化雾露萧瑟。

其变肃杀凋零。

其病下清，即二便清泄及下体清冷也，金气之病。

丙子岁会、**丙午**天气不和之年

上少阴君火司天，中太羽②水运，下阳明燥金在泉。

丙子年，运临本气之位，曰岁会，子水位也。

运克天气，曰不和。水上克火，故病甚也。杂病虽多，而无瘟疫。

其运寒，其化凝惨栗冽。

其变冰雪霜雹。

云驰雨府，湿化乃行，时雨乃降，此即阳明司地，燥极而泽之义。

民病咳喘、血溢、血泄、鼽嚏、目赤眦疡、寒厥入胃、心痛、腰痛、腹大、嗌干、肿痛等症。

初之气，客气太阳寒水，加厥阴用事，地气迁，热将

---

① 太角：据文义当作"太商"。
② 太羽：运气术语。指水运太过的现象。

去。上年己亥，少阳终之气，至此已尽，当云热将去。寒乃始，蛰复藏，水乃冰，霜复降，风乃至，阳气郁。寒水之气，客于春前，故其为候如此。

民反周密，关节禁固，腰脽痛①。炎暑将起，中外疮疡，此皆寒气之病。然少阴君火司天，又值二之主气，故炎暑将起，中外疮疡。脽，音谁，即尻臀骨也。

二之气，阳气布，风乃行，春气以正，万物应荣，寒气时至，民乃和。风木之客，加于君火之主，故阳气风行春气，万物荣也。司天君火未盛，故寒气时至。木火应时，故民气和。

其病淋，目瞑，目赤。气郁于上而热，君火为病也。

三之气，客气君火司天，加于相火之主，故大火行，庶类蕃鲜。火极水复，热极寒生，故寒气时至。

民病气厥心痛，寒热更作，咳喘目赤。二火交炽，故病如此。

四之气，客主之气，皆湿土用事，故为溽暑，大雨时至，寒热互作。民病寒热、嗌干、黄瘅、衄衊、渴饮，湿热之病也。

五之气，畏火临，暑反至，阳乃化，万物乃生、乃长、乃荣，民乃康。畏火者，乃相火也。时当秋收，而阳气化，故万物荣，民乃康。

---

① 腰脽（shuí谁）：腰部至尾椎骨部位。脽，尾椎骨。

终之气，燥令行，燥金之客，加于寒水之主，金气收。故五之气，余火内格，而为病咳喘，甚则血溢。寒气数举，则雾霿①翳，皆金水之化也。

丑未之岁

丁丑、丁未、辛丑、辛未、癸丑、己丑、己未、乙丑、乙未、癸未

太阴湿土司天，岁气湿化之候。司天者，天之气也。

太阳寒水在泉。在泉者，地之气也。

湿土者，足太阴脾经也。脾主中央戊己土，每季寄旺十八日，合为七十二日，以应一岁，六六三百六十之成数也。

太阴司天，土气在天，为湿化。凡云雨滋润，津液充实，皆土之化也。湿淫于上，沉阴旦布。沉，深也。沉阴雨变，则浸渍为伤，故物枯槁。

民病胕肿痛等症，皆土旺克水，肾经病也。按《经脉》篇云：以腰脊头项痛，为足太阳膀胱病。以饥不欲食，咳唾则有血，心如悬，为足少阴肾经病。肾与膀胱为表里，水为土克，故诸病皆本于肾也。

太溪绝，死不治。足少阴肾经脉也，在足内踝后根骨上，动脉应手。水不胜土，则肾气竭，而太溪绝，死不治。

---

① 霿：(méng 蒙)：天色昏暗。

丑未之岁，倮虫属土，同天之气，故安静无损。鳞①虫属水，同地之气，故育。在泉水盛则火衰，故羽虫胎孕不成。

太阳寒水在泉，丑未岁也，寒淫所盛于下，则凝肃惨栗。

民病少腹，控睾引腰脊，上冲心痛，嗌痛，颔肿血见。

寒淫于下，自伤其类，则膀胱与肾受之。膀胱居腹，故少腹痛。肾主阴丸，故控睾。太阳之脉，挟脊抵腰中，故引腰脊。肾脉络心，故上冲心痛。心主血而寒逼之，故血见。嗌痛颔肿，为小肠经病，亦水邪侮火而然。

鳞虫属水，同其气，故育；羽虫属火，受其制，故耗。

水土之气不相合，故倮虫不育。

太阳寒水在泉，寒在地中，故热毒之物不生。

丑未之岁

丁丑、丁未

上太阴湿土司天，中少角②木运，下太阳寒水在泉。

运克天气，曰不和，水上克土也，故病甚。

灾三宫。三者，东方震宫也。木气不及，故灾及之。

---

① 鳞：原作"麟"，据文义改。
② 少角：运气术语。指木运不及的现象。

丁丑、丁未二年，杂症甚多，而有微疫，作杂症治之。

癸丑、癸未

上太阴湿土司天，中少徵①火运，下太阳寒②在泉。

运生天气，曰小逆，火上生土也，故病亦微。

火运不及之年，热病亦微，而无瘟症。

灾九宫。九，南方离宫也。火运不及，故灾及之。

己丑、己未 俱太乙天符③，凡此日得病主危

上太阴湿土司天，中少宫④土运，下太阳寒水在泉。

运临本气之位，曰岁会。土运临之，辰戌丑未土也。其病危，运与气相同，曰天符。

灾五宫。五，中宫也。土运不及，故灾及之。

土运不及，而有司天之助，其病亦少。

乙丑、乙未

上太阴湿土司天，中少商⑤金运，下太阳寒水在泉。

天气生运曰顺化，土下生金也。

顺化之年，民舒无病。

---

① 少徵：运气术语。指火运不及的现象。

② 寒：此后甘本有"水"字。此处疑脱。

③ 太乙天符：运气术语。又名"天符岁会"和"三合"。即司天、岁运、年支三者的五行属性均相合的称为"太乙天符"。在一周（六十年）中属于太乙天符的年份气候变化异常剧烈，发病病情也非常急剧，甚至会很快死亡。

④ 少宫：运气术语。指土运不及的现象。

⑤ 少商：运气术语。指金运不及的现象。商，原作"商"，据文义改。

灾七宫，西方兑宫也。金运不及，故灾及之。

丑未之岁，太阳当迁正在泉。而厥阴风木，以上年司天之右间，当降为今岁在泉之左间，故畏地晶①，金气窒之也。以上年子午岁气有余，司天少阴不退位，则右间厥阴亦不能降下也。金运承之，降之不下，抑之变郁。即乙丑、乙未岁也，亦能制抑厥阴，郁而为病，木郁金胜，故苍埃见而杀令布。久而不降，抑之化郁。

乙丑、乙未二年，厥阴风木当降在泉，遇金运承之，降而不下，则木郁于上，发为木疫，药宜龙胆泻②肝汤加羌活、防风，研化五瘟丹送下。

辛丑、辛未天刑③之年

上太阴湿土司天，中少羽水运，下太阳寒水在泉。辛年水运不及，而湿土司天胜之，所谓流涸之纪。

天刑之年，土下克水也，故曰不相得则病。

灾一宫。一，北方坎宫也。水运不及，故灾及之。

丑未之年，太阴湿土当迁正司天。而少阳相火，以上年在泉之右间，当升新岁司天之左间，故畏天蓬④，水胜之也。

丑未阴年不及，故太阴司天未迁正，则少阳左间，亦不得其位。遇辛丑、辛未天蓬之年，则少阳相火被抑，故

① 地晶：运气术语。指阻碍木气降地的一种力量。
② 泻：原作"泄"，据目录及"五运六气药方"改。
③ 刑：原作"邢"，据甘本改。
④ 天蓬：运气术语。指火气升天被抑制的现象。

升天不前，则为火郁，水之胜也。火郁不升，则人病在心，皆心之包络。

天时则寒雰反布，凛冽如冬，水复涸，冰再结，暄暖乍作，冷复布之，寒暄不时。

民病伏阳在内，烦热于中，心神惊骇，寒热间争。其气令民病，较己亥年君火不升者尤佳。火郁既久，暴热乃生，郁疠乃化，伏热内烦，痹而生厥，甚则血溢，此相火郁发为病。

辛丑、辛未之岁，少阳相火，当升司天，遇水运升之不前，则为火郁。药宜凉膈散加知母，煎汤量冷，研化五瘟丹服之。

阳气退避，大风时起。

司天之气，乃湿气下降，地气乃寒气上升，故原野昏霜，白埃四起。

司天主南，而太阴居之，故云奔南极，雨湿多见于南方。夏尽入秋，谓之差夏。

民病寒热、腹满、身胀满、胕①肿、痞逆、寒厥、拘急，皆寒湿所化之病。

故阴凝于上，寒积于下，寒水胜火，则为冰雹。阳光不治，杀气乃行。杀气者，即阴气也。

本年寒政太过，故谷气有余者，宜高宜晚，以其能胜

---

① 胕：原作"腑"，《素问·六元正纪大论》改。

寒也。不及者，宜下宜早，以其不能胜寒也。民之强弱，其气亦然。

初之气，地气迁，寒乃去。春气至，风乃来，生布万物以荣，民气条舒，风湿相薄，雨乃后。客主之气，皆厥阴风木用事。寒去物荣，以太阴湿土司天，故风湿相薄，风胜湿，雨乃后时而至。民病血溢，筋络拘强，关节不利，身重筋痿。

风病在筋，湿病则肉，故为此病。血溢者，风胜于肝也。

二之气，大火气正，物承化，民乃和。客主之气，皆少阴君火用事，故大火气正，物承其化，民亦和也。

其病瘟疠大行，远近咸若。湿蒸相薄，雨乃时降。

三之气，天政布，太阴湿土司天，故湿气降，地气腾而为雨。三气之后，则太阳在泉主之，故寒乃随之。感于寒湿，则民病身重胕肿，胸腹满。寒凝湿滞，故其为病如此。

四之气，少阳相火用事，其气尤烈，故曰畏火，皆相火也。客以相火，主以湿土，火土合气溽蒸上腾，故天气否隔。然太阳在泉，故寒风随发于朝暮。湿蒸相薄，草木凝烟，以湿遇火，故湿化不流。惟白露阴布，以成秋令也多阴雨。

民病腠里热，血暴溢，疟痢，心腹满热，胪胀，甚则胕肿。湿热并行，故为是病。胪者，皮腹也。胕肿，肉浮肿也。

五之气，惨令已行，寒露下，霜乃早降，草木黄落。客主之气，皆阳明燥金用事，故其政令如此民舒无病。

终之气，寒大举，湿大化，霜乃积，凝水坚冰，阳光不治。

在泉客主之气，皆太阳寒水用事，故其政令如此。

感于寒，则病令人关节禁固，腰脽痛。关节在骨，腰脽属肾与膀胱，皆寒水同类为病。

以上十年，上湿下寒，故寒湿持于气交。然太阴司天，则水郁；太阳在泉，则火郁。郁化源详，义见太阳之政。

寅申之岁

戊寅、戊申、甲寅、甲申、庚寅、庚申、丙寅、丙申、壬寅、壬申

少阳相火司天，岁气火化之候。司天者，天之气也。

厥阴风木在泉，在泉者，地之气也。

少阳相火，乃三焦浮流之火，火邪炎上，主克肺金。金受克，则肾水失母，上盛下虚，上攻变生诸疾，疾至伤元气。

其化以火，少阳属相火，亦曰畏火。凡炎暑赫烈，阳气盛极，皆相火之化。而为炎光赫烈，燔灼焦然。

相火淫胜，则金受其制，故温气流行，金政不平。

民病头痛发热，恶寒而疟，热上皮肤痛，色变黄赤，

传而为水，身面胕肿，腹满仰息，泄注赤白，疮疡，咳，唾血，烦，心胸中热，甚则魃衄，病本于肺火克肺金。相火用事，金气受伤，客热内燔，水不能制，故为此诸病，皆本于肺也。

天府绝，死不治。天府，手太阴肺脉也，在臂臑内廉，腋下三寸，动脉应手。金不胜火，则肺气竭，而天府绝，死不治。

羽虫同天之气，故静；毛虫同地之气，故育。在泉木盛则土衰，故倮虫不成。

厥阴风木在泉。寅申岁也，风淫于地，则木盛土，风盛湿。尘埃飞扬，故地气不明，平野昏昧。木气有余，故草乃早秀。

民病洒洒振寒，数欠，为阳明胃脉。自食则呕，身体皆重，为太阴脾病。且厥阴肝脉，贯膈布胁肋，故又为心痛支满等症。皆木邪淫胜，脾胃受伤之病。

毛虫属木，同其气，故育。木克土，故倮虫耗。木郁于下，火失其上，故羽虫虽生而不育。

厥阴风木在泉，风行地中，故清毒之物不生。

寅申之岁

壬寅、壬申运同司地，曰天符

上少阳相火司天，中太角木运，下厥阴风木在泉。

运生天气曰小逆。木上生火也，故病亦微。

运于四孟月同，曰支德符。壬寅年木运临之，寅属木，春孟月也。太过之运加地气，曰天符。壬寅、壬申二年，运同司地，曰风木。

其运风鼓，其化鸣紊启拆。此壬年太角之政化。

其变振拉摧拔。

其病掉眩、支胁、惊骇。风木相火合病也。

治司天之火，木运太过。

壬寅、壬申二年，病少无瘟。

戊寅、戊申

上少阳相火司天，中太徵火运，下厥阴风木在泉。

运与司天之气相同，曰天符。

其运暑，其化暄嚣郁燠。暄嚣，火盛之象。此戊年太徵之政化。化，作德；嚣，作暑。

其变炎烈沸腾，太徵之变。

其疫上热郁，血溢，血泄，心痛，火之为病，内应于心。

寅申之年，少阳相火当迁正司天。而阳明燥金，以上年在泉之右间，当升新岁司天之左间，故畏天英①，火星胜之也。遇戊申、戊寅，戊为中运，阳火有余。其气先天而至，金欲升天，火运抑之，故升之不前，金郁不升。人病在肺，金郁欲发，必须待得位之时而后作。

戊申年刚柔失守，如此天运失时，三年之中，金疫发

---

① 天英：运气术语。指金气升天被抑制的现象。

也。速在庚戌，迟则辛亥，即瘟疫热症。药宜泻白散，煎汤量冷，研化五瘟丹送下。

天气时雨不降，西风数举，咸卤燥生。民病上热，喘嗽，血溢。燥金气郁于地，故时雨不降，硝咸白见而燥生。火胜于上，故肺金受伤而咳嗽，血溢。金郁之发，肃杀气行。

民病胁满、悲伤，金邪伐肝也。金气寒敛而燥，故为嗌干，手足折，皮肤燥等症。

甲寅、甲申

上少阳相火司天，中太宫土运，下厥阴风木在泉。天气生运，火下生土也，曰顺化。

其运阴雨，其化柔润重泽①。

其变震惊飘骤。

其病体重、胕肿、痞饮。

甲寅、甲申，顺化之年，而民无病。

庚寅、庚申

上少阳相火司天，中太商金运，下厥阴风木在泉。天刑之年，火下克金也，故曰不相得则病。

运于四孟月曰②同支德符。庚申年，金运临之，申属金，秋孟月也。

---

① 其化柔润重泽：土运太过之年，气候偏湿，所以雨水较多。柔润，指滋润；重泽，指水多。

② 曰：据文义疑衍。

其运凉，其化雾露清功。此庚年，太商之正化，其德雾露肃瑟。

庚寅、庚申二年，虽有病而微，亦无瘟症。

其变肃杀凋零，其病肩背胸中痛，火邪在肺也。

丙寅、丙申

上少阳相火司天，中太羽水运，下厥阴风木在泉。运克天气，曰不和。水上克火，故病甚也。

其运寒肃，其化凝惨栗冽。

其变冰霜雪雹。

其病寒，浮肿。

丙寅刚柔失守。

寅申之岁，少阴降地，厥阴当迁正在泉。而少阴君火，以上年司天之右间，当降为今岁在泉之左间，故畏地玄①，水胜窒之也。遇丙寅、丙申，水运太过，先天而至，亦能制抑君火，使之不降。君火欲降，水运承之，降而不下，即彤云才见，黑气反生，暄暖如舒，寒常布雪，凛冽复作。天云惨凄，皆寒水胜火之化。久而不降，热郁于上，伏之化郁，寒胜复热，赤风化疫。民病面赤心烦，头痛目眩，多温热之症。

丙寅年，刚柔失守，天运失时，三年之中火疫发也。早至戊辰，晚至己巳。气微则疫小，气甚则疫大，故至有

---

① 地玄：运气术语。指火气降地被阻碍的意思。

迟速。

丙寅、丙申二年，少阴君火当降在泉。遇水运承之，降而不下，人病在心，则为火郁。火郁欲发，必须待得位之时而后发，故当因其势而解之、散之、扬之。药宜五瘟丹之类，以解利之。竹叶导赤散煎汤，研化送下。

民病寒中，外发疮疡，内为泄满。火盛于外，故民病寒中。外热故为疮疡，内寒故为泄满。

其病寒热、疟泄、聋瞑、呕吐、上怫音佛，心郁不舒也、肿色变。热盛寒复，则水火交争，故为诸病。

初之气，地气迁，风胜乃摇，寒去大温，草木早荣，寒来不杀。初气君火用事，而兼相火司天，故气候大温也。

温病乃起。其病气怫于上，血溢目赤，咳逆头痛，血崩胁满，肤腠生疮。君相二火合气，故其为病如此。

二之气，火反郁，白埃四起，云趋雨府，风不胜湿，雨乃零①，民乃康。太阴湿土用事，故主气君火，反郁而埃起，湿胜雨零也。然主客相生，民乃康。

其病热郁于上，咳逆，呕吐，疮发于中，胸嗌不利，头痛，身热，昏愦，脓疮。愦，音贵，心乱也。皆湿热所化之病。

三之气，天政布，炎暑至。少阳上临相火专令，故炎

---

① 零：落。

暑至，雨乃际①。民病热中，聋瞑，血溢，脓疮，咳，呕，鼽衄，渴，嚏欠，喉痹，目赤，善暴死。主客之火交炽，故为热病如此。

四之气，凉乃至。燥金之客，加于湿上之主，故凉风至，而炎暑间化。间者，时作时止之谓。土金相生，故民和平。

其病胸满、身肿。燥盛者，肺自病，故胸中满。湿胜者，脾自病，故身体肿。

五之气，寒水之客，加于燥金之主。水寒金敛，暑去寒来，雨乃降，气门乃闭。气门，乃腠理空窍也。所以发泄荣卫之气，故曰气门。

刚木早凋，民避寒邪，君子周密。金肃水寒，当畏避也。

终之气，厥阴在泉，风木用事。主气以寒水生之，地得正气，而风乃至，万物反生，霜雾以行。地气不应，曰霜。

其病关闭，不禁心痛，阳气不藏而咳。时当闭藏，而风木动之，风为阳，故其为病如此。

卯酉之岁

丁卯、丁酉、癸卯、癸酉、己卯、乙卯、乙酉、辛卯、辛酉、己酉

阳明燥金司天，岁气燥化之候。司天者，天之气也。

---

① 际：来临。

少阴君火在泉，在泉者，地之气也。

阳明燥金者，手阳明大肠之气象。庚辛，金也，其化以燥。凡清明干肃，万物坚刚，皆金之化，而为清凉劲切，雾露萧瑟。

燥金淫胜于上，则木受其克，故草生荣俱晚。

在于人，则肝血受伤，不能荣养筋骨，故生内变。且金气太凉，能革发生之气，故草生之应如此。然阳明燥金在上，则少阴君火在下，故蛰虫来见。

阳明司天，介虫同司天之气，故静，羽虫同在泉之气，故育。

民病左胁胠痛等症，皆肝经病，肝木主左也。

按《经脉》篇云：以心胁痛，不能转侧，面微有尘，为足少阳胆经。腰痛不可俯仰，丈夫㿉疝[①]，妇人少腹痛，嗌干面尘，飧泄，为足厥阴肝经病。此以肝与胆为表里，木被金伤，故诸病本于肝也。

太冲脉绝，死不治。太冲，足厥阴肝脉也，在足大指本节后二寸，动脉应手。木不胜金，则肝气竭而太冲绝，故死不治。

少阴君火在泉，在泉者，地之气也。

君火淫胜于下热淫所胜，故焰浮用泽，阴处反明，蛰虫不藏。民病腹中常鸣者，火气奔动也。气上冲胸者，火性

---

① 㿉疝：因疝下坠而致阴囊肿大。

炎上也。喘不能久立，寒热皮肤痛者，火邪乘肺也。目瞑者，热甚阴虚，畏阳光也。齿痛顿①肿，热乘阳明经也。恶寒发热如疟，金水受伤，阴阳交争也。热在下焦，故少腹中痛；热在中焦，故腹胀大。顿，音拙。

燥结不通，则邪实于内，以苦下②之，宜承气汤。

羽虫属火，同其气，故育；介虫属金，受其制，故耗而不育。

少阴在泉，热在地中，寒毒之物不生。

卯酉之岁

丁卯、丁酉

上阳明燥金司天，中少角木运，下少阴君火在泉。

天刑之年，金下克木也，故曰不相得则病。

岁运不及，而司天燥金胜之，则金兼木化，反得其政，所谓委和之纪。阳和委屈，发生少也。

丁卯年，运临本气之位，曰岁会，木运临之。卯，木位也。其病不死，但执迟而缓。

卯酉之年，太阴降地，少阴当迁正在泉。而太阴湿土，以上年司天之右间，当降为今岁在泉之左间，故畏地仓，木胜窒之也。如上年寅申岁气有余，司天少阳不退位，则右间太阴亦不能降下，遇木运以至。丁卯、丁酉

---

① 顿（zhuō 桌）：目下曰顿。

② 下：底本此字处破损，据甘本补。

年，木运承之，降而不下，即黄云见而青霞彰，郁蒸作而大风雾翳埃胜，折损乃作，皆风木胜土之化。久而不降，土气郁久，故天为黄气，地为湿蒸，人病在脾胃，故为四肢不举，昏眩，肢节痛，胸腹作满填臆等症。木运不及，故本方受灾。阳年太过，不言灾宫也。

丁卯、丁酉二年，太阴湿土当降在泉，岁运遇木，则太阴湿土降而不下，则为土郁。人病在脾，土郁欲发，必待得位之时而后作。药宜泻黄散，煎汤量冷，研化五瘟丹，服之而愈。

癸卯、癸酉

上阳明燥金司天，中少徵火运，下少阴君火在泉。

癸年阴火不及，上见燥金，则金得其政，所谓伏明之纪。

运克天气，曰不和，火上克金也，故病甚。虽杂病多，无瘟疫之症。不及之年，加地气，曰同岁会。

癸卯、癸酉二年，运临司地曰君火。

己卯、己酉

上阳明燥金司天，中少宫土运，下少阴君火在泉。二年金与土运虽相得，然子临父位，为逆。

运生天气，曰小逆，土上生金也，故病亦微。

卯酉之年，阳明燥金当迁正司天，而太阳寒水，以上年在泉之右间，当升新岁司天之左间，故畏天芮①，土胜之也。

卯酉阴年，气有不及，司天阳明未得迁正，而左间太阳亦不得其位。水欲升天，土运抑之。己卯、己酉皆土运，为天芮之年，亦能制抑。太阳寒水升之不前，水郁不升，人病在肾，水郁为害，待得位之时而发也。升之不前，湿而热蒸，寒生两间，民病注下，食不及化。湿胜于上，寒胜于下，故气令民病如此。久而成郁，冷来克热，冰雹卒至。药宜连翘青黛饮，煎汤量冷，研五瘟丹送下。

乙卯、乙酉岁会、太乙天符

上阳明燥金司天，中为少商金运，下少阴君火在泉。运同天气曰天符，运与司天皆金。卯酉年，运临本气之位曰岁会。金运临之，酉金位也，其病危。乙年金运不及，得阳明司天之助，所谓从革之纪。

辛卯、辛酉

上阳明燥金司天，中少羽水运，下少阴君火在泉。天气生运曰顺化，金下生水也。顺化之年，民舒病少。

初之气，太阴用事，时寒气湿故阴凝，燥金司天故气肃。水冰者，气肃所成。寒雨者，湿土所化。其病中热胀，面目浮肿，善眠，鼽衄，嚏欠，呕，小便黄赤，甚则

---

① 天芮（ruì 瑞）：运气术语。指水气升天被抑制的现象。

淋。主气风木，客气湿土。风为阳，湿为阴，风湿为患，脾肾受伤，故为此诸症。

二之气，阳乃布，民乃舒，物乃生荣。少阳相火用事，于春分之后，故其应如此。

疠大至，民乃暴死。主君火，客相火，二火交炽，臣位于君，故疠疫大至，民善暴死。

三之气，天政布，司天阳明燥金用事也，故凉乃行。然主气相火当令，故燥热交合，至三气之末，以交四气，则主以太阴，客以太阳，故燥极而泽矣。

民病寒热。以阳胜之，时行金凉之气，故民病寒热。

四之气，寒雨降，太阳用事于湿土之时，故寒雨降也。

民病暴仆，振栗，谵妄，少气，嗌干引饮，及为心痛，痈肿，疮疡，寒疟之疾，骨痿，便血。四气之后，在泉君火所主，而太阳寒水临之。水火相犯，故为暴仆、振栗及心痛等症。

五之气，春令反行，草乃生荣，厥阴风木用事而得在泉君火之温，故春令反行，草乃生荣，民气和。

终之气，阳气布候反温，蛰虫来见，流水不冰。少阴君火用事，故其气候如此。

民乃康平，其病温。其病为温火之化也。

然燥金司天，则岁半之前，气过于敛，故宜汗之、散之。君火在泉，则半之后，气过于热，故宜清之也。

辰戌之岁

壬辰、壬戌、戊辰、戊戌、庚辰、庚戌、丙辰、丙戌、甲辰、甲戌

足太阳膀胱寒水司天，岁气寒化之候。司天者，天之气也。太阴湿土在泉，在泉者，地气也。

太阳与足少阴肾经，合为表里，属北方壬癸水也。主冬旺七十二日，主寒水胜，则邪乘心，乃水克火受寒伤，故诸病皆主于心也。

太阳属水，其化以寒，凡阴凝栗冽，万物闭藏，皆水之化。司天之气，寒水是也。寒淫所胜于上，故寒反至，水且冰。若乘火运而火气炎烈，则水火相激，故雨暴乃雹。

民病寒水胜，则邪乘心水克火，故为血变于中心主血，发为痈疡，多生疮疡等症。按《经脉》篇云：以手心热，臂肘挛急，腋肿，胸胁支满，心中澹澹大动，面赤，目黄，为手厥阴心包络病。盖火受寒伤，故诸病皆本于心也。

神门绝，死不治。神门，手少阴心脉也，在手掌后，锐骨之端，动脉应手。火不胜水，则心气竭而神门绝，死不治。

诸动气者，知其脏也。动气者，气至脉动也，察动脉之有无，则脏气之存亡可知矣。

鳞虫同天之气化，故静；倮虫同地之化，故育。

太阴湿土在泉，在泉者，地之气候也。

草乃早荣，湿淫所胜土为草木之资生，埃昏岩谷岩谷，土厚之处，黄反见黑黄，土色；水，黑色。土胜湿淫，故黄反见黑。民病积饮心痛寒湿乘心也，耳聋浑浑焞焞①，嗌肿喉痹三焦经病，阴病血见，少腹痛肿，不得小便，以邪湿下流，为阴虚肾病。病冲头痛，目似脱，项似拔，腰似折，髀不可以屈，腘音国如结，腨音篆如别，为膀胱经病，此以土邪淫胜克水，而肾合三焦、膀胱俱为脏，故病及焉。

倮虫属土，同其气，故育；鳞虫属水，受其制，故不成。

太阴湿土在泉，湿在地中，土得位也，故其化淳淳者，厚也，故燥毒之物不生。

辰戌之岁

壬辰、壬戌

足太阳寒水司天，中太角木运，下太阴湿土在泉。司天生运曰顺化，水生木也。顺化之年，民舒病少。

其变振拉摧拔。振者，撼动也；拉，支离也；摧，败折也；拔者，发根也。壬为阳木，风运太过，则金令承之，故有此变。

其运风，其化鸣紊启拆②。风为木化，鸣，风木声也；

---

① 焞焞（tūn 吞）：暗弱。
② 拆：原作"折"，据本书《子午之岁》《寅申之岁》篇改。

絭，繁盛也；启拆，明①芽发而地脉开也。

其病眩掉目瞑。目运曰眩，头摇曰掉，目不开曰瞑。木运太过，故有此风木之病。

戊辰、戊戌天刑之年，水下克火也

上太阳寒水司天，中太徵火运，下太阴湿土在泉。火运太过，得司天寒水制之，则火得其平，所谓赫曦之纪。

其运热，其化暄暑郁燠。

其变炎烈沸腾乃火气之熏蒸，火运太过，则寒水承之，故有此变。

其病热郁，火运太过，故有此病。虽生热症，而瘟疫少。

甲辰、甲戌，运克天气曰不和，土上克水，故病甚也。虽杂病甚，而瘟疫微。

上太阳寒水司天，中太宫土运，下太阴湿土在泉。

太过之运加地气，曰天符。甲辰、甲戌，运同司地，曰湿土。

甲辰、甲戌，运临本气之位，曰岁会，土运临之，辰戌丑未上位也。

其运阴埃，其化柔润重泽。埃者，尘也；柔润重泽，皆中运湿土之化。

---

① 明：甘本作"萌"。

其变震惊飘骤。土运太过，则风木承之，故有是变。

其病湿下重，土湿之病也。

庚辰、庚戌

上太阳寒水司天，中太角①金运，下太阴湿土在泉。运生天气曰小逆，金上生水也，故病亦微。

中金运太过，又能胜水。

其运凉，其化雾露萧瑟。

其变金运肃杀，万物凋零，火气承金，即阳杀之象。金气太过，其病燥，肺金受伤，故背闷瞀，而胸胀满。

庚辰刚柔失守，如此天运化疫，三年之后，发而为疫。微则徐，三年后，甚则速，三年首也。速至壬午，徐至癸未。木疫发也，药宜羌活、紫苏、薄荷、滑石，煎汤量冷，研五瘟丹服。

辰戌之年，太阳寒水当迁正司天，而厥阴风木以上年在泉之右间，当升新岁司天之左间，故畏天柱，金星胜之也。

遇庚辰、庚戌，庚为阳金，其气先天而至，中运胜之，忽然不前，木运升之，金乃抑之，木不能前，暴郁为害，金能胜木也，木郁不升，人病在肝。木郁欲发，必待其得位之时而后作。升之不前，清生风少，肃杀于春，露霜复降，草木乃萎。

民病瘟疫早发，咽嗌乃干，四肢满，肢节皆痛，金胜

---

① 太角：据文义当作"太商"。

木衰之也。金气肃杀于春，阴胜抑阳，故民病为瘟疫、节痛等症。木郁既久，其极必发，故大风摧拉等变。而民病为卒中偏痹、手足不仁等症。

丙辰、丙戌

上太阳寒水司天，中太羽水运，下太阴湿土在泉。运气相同曰天符，运与气皆水。

其运寒，其化凝惨栗冽，此丙年水运之正化也。其变冰雪霜雹。水太过，土气承之，故有此变。冰雹，土之象也。

其病大寒，留于溪谷。溪谷者，筋骨肢节之会。水运太过，寒甚气凝，故为是病。

辰戌之岁，少阳降地，太阴当迁正在泉，而少阳相火以上年司天之右间，当降为今岁在泉之左间，故畏地玄，水胜室之也，遇水运太过，先天而至。丙辰、丙戌年，水运承之，降而不下，即彤云才见，黑气反生，暄暖欲生，冷气卒至，甚即冰雹也，皆寒水胜火之化也。与丙申岁少阴不降者同义。

丙辰、丙戌之岁，少阳相火当降，今岁在泉，遇此二年水运承之，降而不下，则为火郁，变而瘟疫。药宜凉膈散兼导赤散，加知母、五瘟丹服之。

久而不降，伏之化郁，冷气复热，赤风化疫。民病面赤心烦，头痛目眩也。赤气彰而热病欲作。少阳火郁为病，太阳寒水司天。太阴湿土在泉，故天气肃，地气静，水土合德。

民病寒湿，肌肉痿，足痿不行，濡泄，血溢。血溢乃火郁之病，皆寒湿使然。岁半之后，地气主之。自三之气止，极雨散之后，交于四气，则在泉用事，而太阴居之。故又雨朝北极，湿化布焉，泽流万物，土之德也。雷动于下，火郁发也。太阳寒水司天之客气加于主气之上。本年初之气，少阳用事。上年在泉之气，至此迁移，故曰地气迁。后仿此。

初之气，少阳相火用事，地气迁，气乃大温，草乃早荣。上年终之气君火，今岁初气相火，二火之交，故气乃大温，草乃早荣。

民病乃疠，温病乃作。身热头痛，呕吐，肌腠疮疡。客气相火，主气风木，风火相搏，故为此诸病。肌腠疮疡、斑疹之属也。

二之气，阳明燥金用事，民乃惨，草乃遇寒，故大凉至而火气抑。民病气郁中满，寒乃始。清寒滞于中，阳气不行也。

三之气，太阳寒水用事，天政布，寒气行，雨乃降，即司天之气也。民病寒，反为热中，痈疽注下，心热瞀闷，不治者死。

若人伤于寒而谓病热之理，所谓太阳寒水司天，寒气下临，心气上从之义。盖寒侮阳，则火无不应，若不治之，则阳绝而死矣。

按：六气司天，皆无不治者死之说，惟此太阳寒水言之，可见人以阳气为生之本，不可不顾也。

四之气，厥阴风木客气用事，而加于太阴湿土主气，故风湿交争。而风化为雨，木得土化，故乃长、乃化、乃成。

民病厥阴风木之气，值大暑之时，木能生火，故民病大热。以客胜主，脾土受伤，故为少气，肉痿足痿、注下赤白等症。

五之气，少阴君火用事，岁半之后，地气主之。以太阴在泉而得君火之化，阳复化，草乃长、乃化、乃成。万物能长能成，民亦舒而无病。

终之气，太阴湿土在泉，地气正也，故湿令行，阴凝太虚，埃昏郊野。民情喜阳而恶阴，故惨凄。以湿令而寒风至，风能胜湿，故曰反，反者，孕乃死。所以然者，人为倮虫，从土化也，风木非时相加，故土化者，当不育也。

以上十年，皆寒水司天，湿土在泉，湿宜燥之，寒以温之。味苦者，苦从火化，治寒以热也。

寒水司天则火气郁，湿土在泉则水气郁，故必折去其致郁之气，则郁者舒矣。

寒水司天则心火不胜，太阴在泉则肾水不胜，则诸太过者抑之，不胜者扶之，则气无暴过而疾不生矣。

巳亥之岁

丁巳、丁亥、癸巳、癸亥、己巳、己亥、乙巳、乙亥、辛巳、辛亥

厥阴风木司天，岁气风化之候，司天者，天之气也。

少阳相火在泉，在泉者，地之气也。厥阴风木，乃足厥阴肝经也。肝属木，乃东方甲乙木，春旺七十二日，主木旺，木邪乘土，故诸病皆主于脾也。

其化以风，凡和气升扬发生万物，皆风之化。木气在天为风化，而飘怒摇动，云物飞扬。

风淫于上淫，邪盛也，故太虚埃昏，云物扰乱。风木主湿，故寒生春气，而流水不冰。然风胜则金令乘之，清肃气行，故蛰虫不出。

民病胃脘当心而痛，上支两胁，膈咽不通，饮食不下，舌①本强，食则呕，腹胀，食不下，溏泄，瘕，水闭。病本于脾，此以木邪乘土，故诸病皆本于脾也。

冲阳绝，死不治。冲阳乃足阳明胃脉也，在足跗上，动脉应手。土不胜木，则脾胃气竭而冲阳绝，故死不治。

少阳相火在泉，在泉者，地之气也。火淫所胜相火淫胜于下，故焰明郊野。热极生寒，故寒热更至。

民病注泄赤白热伤血分则注赤，热伤气分则注白，热在下焦，故少腹痛，溺赤，便血。其余诸症，皆与少阴在泉同候。

羽虫属火，同其气，故育；介虫属金，受其制，故耗。火在泉则木为退气，故毛虫属木，亦不育。

少阳相火在泉，火在地中，则寒毒之物不生。

---

① 舌：原作"古"，据文义改。

巳亥之岁

丁巳、丁亥俱同天符

上厥阴风木司天，中少角木运，下少阳相火在泉。运与气相同曰天符，运与气皆木。灾三宫。三者，东方震宫也。木气不及，故灾及之。

癸巳、癸亥俱同岁会

上厥阴风木司天，中少徵火运，下少阳相火在泉。天气生运曰顺化，木下生火也。顺化之年，民舒病少。

癸巳、癸亥二年，阳明燥金欲降，火运承之，降而不下，则成金郁，发而为疫。药宜泻白散，煎汤量冷，研化五瘟丹送下。

灾九宫。九为离宫，火运不及，故灾及之。

巳亥之岁，阳明降地，少阳当迁正在泉，而阳明燥金以上年司天之右间，当降为今岁在泉之左间，故畏地肜①，火气胜之也。如上年辰戌，岁气有余，司天太阳不退位，则右间阳明亦不能降下，遇火运以至。癸巳、癸亥年，火运承之，降而不下。金欲降而火承之，故清肃行而热反作也。热伤肺气，故民病昏倦，夜卧不安，咽干引饮等症。金气久郁于上，故寒白气起。民病肝木受邪，故为掉眩，手足直而不仁，两胁作痛，满目忙忙②等症。

---

① 地肜：运气术语。指燥金之气不能降地被抑制的现象。
② 忙忙：据文义当作"茫茫"，即模糊不清。

己巳、己亥天刑之年

上厥阴风木司天，中少宫土运，下少阳相火在泉。天刑之年，木下克土也，故曰不相得则病，虽病无瘟。

本年土运不及，风木司天胜之，则木兼土化，所谓卑监之纪。

灾五宫。五，中宫也。土运不及，故灾及之。

乙巳、乙亥

上厥阴风木司天，中少商金运，下少阳相火在泉。运克天气曰不和。金上克木，故病甚也，虽病甚而瘟少。

灾七宫。七，兑宫也。金运不及，故灾及之。

辛巳、辛亥

上厥阴风木司天，中少羽水运，下少阳相火在泉。运生天气曰小逆，水上生木也，故病亦微①。

辛巳、辛亥年，君火欲升，而水运承之，则为火郁，发而为火疫。药宜凉膈散、导赤散加竹叶，煎汤量冷，研五瘟丹服之。

此年受瘟，必待火得位之年而发。

灾一宫。一，坎宫也。水运不及，故灾及之。

巳亥之年，厥阴风木当迁正司天，而少阴君火以上年在泉之右间，当升新岁司天之左间，故畏天蓬，水星胜之也。

---

① 微：原作"徵"，据甘本改。

巳亥阴年，气多不及，司天厥阴不得迁正，而左间少阴亦不得其位。而阳年则不然也。遇辛巳、辛亥阴年，水运不及，君火欲升天而中水运抑之。不及之年，而以能制抑君火，则弱能制弱。而中水运，天蓬窒之，则水胜而君火不前也，火郁不升而为害。火郁之发，必待其得位之时而后作。癸未年，火郁瘟疫发也。君火相火同，火郁不升，人病在心，皆在心之包络。

升之不前，即清寒复作，冷生旦暮。民病伏阳而内生烦热，心神惊悸，寒热间作。天蓬水胜，火升不前，故气候清寒。民病热郁不散。火郁之发，故暴热至而为疫疠、温疟等症。泄去其火，热病可止。

天气扰，地气正。风木司天，故天气扰；相火在泉，土得温养，故地气正。

木在上，故风生高远；火在下，故灾热从之。土气得温，故云雨作，湿化乃行。风燥火热，胜复更作，蛰虫来见，流水不冰。

初之气，寒始肃，杀气方至，阳明燥金用事也。

民病寒于右之下。金位西方，金旺则伤肝，故寒于右之下。

二之气，寒不去，华雪水冰，杀气施化，霜乃降，上焦寒，雨数至，阳乃化。太阳寒水用事，故其气候如此。然以寒水之客加于君火之主，其气必应，故阳复化。民病热于中，客寒外加，火应则热于中。

三之气，天政布，风乃时举，厥阴风木，司天之气用事也。厥阴加于少阳相火，风火交加，民病泣出，耳鸣，掉眩，风木之气见证也。

四之气，溽暑，湿热相薄，争于左之上，以君火之客，加于太阴之主。

四气为天之左间，故湿热争于左之上。

民病黄疸，而为胕肿。此湿热相蒸而为病也。胕肿，肉浮肿也，于足跗之跗不同。

五之气，燥湿更胜，沉阴乃布，寒气及体，风雨乃行。客以湿土，主以燥金，燥湿更胜，其候若此。

终之气，畏火司令，阳乃大化，蛰虫出见，流水不冰，地气大发，草乃生，人乃舒。少阳在泉，故候如此。

其病温疠。时寒气热，故病温疠。

本年厥阴司天，则土郁；少阳在泉，则金郁。郁气化源，义见前章。

五运五郁天时民病详解

天地有五运之郁，金、水、木、火、土。人身有五脏之应心、肝、脾、肺、肾，则结聚而不行，当升不升，当降不降，当化不化，而郁病作矣。故或郁于气，或郁于血，或郁于表，或郁于里，或因郁而生病，或因病而生郁。郁而太过者，宜裁之抑之，郁而不及者，宜培之助之。大抵诸病多有兼郁，此所以治有不同也。

土郁之发①

天时　岩谷震惊木胜制土，土之郁也，郁极则怒，怒动则发。岩谷者，土深之处；震惊者，土气之发也，雷殷气交殷者，盛也；气交者，升降之中以三气四气之间，埃昏黄黑尘霾蔽日也，化为白气湿蒸之气，岚之属也。川流漫衍，田牧土驹川流漫衍，湮没郊原也；田牧土驹，以洪水之后群驹散牧于田野也，云奔雨府，霞拥朝阳，山泽埃昏，其乃发也雨府乃太阴湿聚之处；霞拥朝阳，见于旦也；埃昏者，土气之浊也。土气被郁，所化皆迟。然土郁之发，必在三气四气之时，故犹能生长化成，不失其时也。

民病　湿土为病。湿在中焦，故心腹胀。湿在下焦，

---

①　发：原作"法"，据本篇后文金郁之发、木郁之发等改。

故数后下利。心为湿乘，故心痛。肝为湿侮，故胁胀。呕吐者，有声为呕，有物为吐。霍乱者，吐利并行，而心目瞭乱也。注下者，大便暴泻也。湿气伤肉，则胕肿身重。皆土发湿邪之症。

土郁治法　土郁夺之。夺者，直取之也。凡土郁之病，湿滞之属也，其脏应脾胃，其主在肌肉四肢，其伤在胸腹。土畏壅滞。凡滞在上者，夺其上，吐之可也；滞在中者，夺其中，伐之可也；滞在下者，夺其下，泻之可也。凡此皆谓之夺，非独止于下也。

金郁之发

天时　天洁地明，气清气切火胜制金，金之郁也，大凉乃举。草树浮烟大凉者，金之寒气；浮烟者，金之敛气，燥气以行，雾霭数起金气至，则燥气行；阴气行，则霜雾起。霜雾者，乃厚雾也。杀气来至，草木苍干，金乃有声杀气者，阴气也；苍干者，凋落也。金乃有声，金气劲而秋声发也。山泽焦枯，土凝霜卤，怫乃发也燥气行，故山泽焦枯，土面凝白，卤结为霜也。金旺五之气，主秋分八月中后，凡六十日有奇，故其发也。

民病　咳逆嗌干，肺病而燥也。心胁满引少腹，善暴病，不可反侧，金气胜而伤肝也。金气肃杀，故面色陈而恶也。

金郁治法　金郁泄之。泄者，疏利也。凡金郁之病，为敛、为闭、为燥、为塞之属也。其脏应肺与大肠，其主在皮毛声息，其伤在气分，或解其表，或破其气，或通其便。凡在表、在下、在上，皆可为之泄也。

水郁之发

天时　阳气乃避土胜制水，水之郁也。水郁而发，寒化大行，故阳气乃避，阴气暴举，大寒乃至，川泽严凝，寒雾结为霜雪寒雾者，寒气之如雾也，甚则黄黑昏翳，流行气交，乃为霜杀，水乃见灾黄，土色；水，黑色。水为土郁而发，故二色并见于气交。阳光不治，空积沉阴，白埃昏瞑而乃发也。其气二火前后，君火二之气，相火三之气，自春分二月中，而尽于小暑六月节。凡一百二十日，皆二火之所主。水本旺于冬，其气郁，故发于火令之时，阴乘阳也。

民病　寒客心痛，腰脽痛，关节不利，屈伸不便，善厥逆，痞坚腹满此皆寒水之气为病。火畏水，故心痛；寒入肾，故腰脽痛；寒则气血滞，筋脉急，故关节不利，屈伸不便；阴气胜，阳不得行，故厥逆，痞坚腹满。

水郁治法　水郁折之。折者，调制也。凡水郁之病，为寒为水之属也。水之本在肾，水之标在肺，其伤在阳分，其反克在脾胃。水性善流，宜防泛溢。凡折之法，如养气可以化水，治在肺也，实土可以制水，治在脾也，壮火可以胜水，治在命门也，自强可以帅水，治在肾也，分水可泄水，治在膀胱也。凡此皆谓之折，岂独折之而已哉？

木郁之发

天时 太虚埃昏，云物以扰，大风乃至，发屋折木_木有变，金胜制木，木之郁也。木郁之发，风气大行，故有埃昏云扰、发屋折木等候，皆木之为变也。太虚苍埃，天山一色，或为浊气，黄黑郁若，横云不起雨而乃发也，其气无常_{苍埃浊色，黄黑郁若，皆风尘也。风胜湿，故云虽横而不起雨，风气之至，动变不定，亦无常期。}长川草偃①，柔叶呈阴，松吟高山，虎啸岩岫，怫之先兆也_{草偃者，草之风必偃也。呈阴者，凡柔叶皆垂，因风翻动而见叶底也。松吟声在树间也，虎啸则风生，风从虎也。凡见此者，皆木郁将发之先兆。}

民病 胃脘当心而痛，上支两胁，膈咽不通，食饮不下，甚则耳鸣眩转，目不识人，善暴僵仆，此皆风木肝邪之为病。_{厥阴之脉，挟胃贯膈，故胃脘当心而痛，膈咽不通，食饮不下也。上支两胁，肝气自逆也。肝经循喉咙，入颃颡②，连目系，上会于颠，故坚僵。最伤胃气，故令人善暴僵仆。}

木郁治法 木郁达之。达者畅达也。凡木郁之病，风之属也，其脏应肝胆，其经在胁肋，其主在筋爪，其伤在脾胃、在血分。然木喜调畅，故在表者当疏其经，在里者当疏其脏，但使气得通行，皆谓之达。诸家以吐为达者，又安足以尽之？

---

① 偃：倒伏。
② 颃颡（hángsǎng 杭嗓）：咽喉。

火郁之发

天时　太虚曛翳，大明不彰水胜制火，火之郁也。盖火郁之发，热化大行，故太虚曛翳昏昧，大明反不彰也。炎火行，大暑至，山泽燔燎，材木流津，广厦腾烟，土浮霜卤，止水乃减，蔓草焦黄，风行惑言，湿化乃后。燔燎腾烟，炎热甚也。材木流津，汁溶流也。霜卤水泉干涸，而卤为霜也。止水，蓄积之水也。风行惑言，热极风生，风热交炽，而人言惑乱也。湿化乃后，雨不至也。火本旺于夏，其气郁，故发于未申之四气。四气者，阳极之余也。

民病　少气，疮疡，痈肿，胁腹胸背、头面四肢𪐴①愤，胪胀，疡痱，呕逆，瘛疭，骨痛，节乃有动，注下，温疟，腹中暴痛，血溢，流注，精液乃少，目赤，心热，甚则瞀闷，懊𢙐，善暴死，此皆火胜之为病也。壮火食气故少气，火能腐物故生疮痈，阳邪有余故为𪐴塞愤闷，胪腔胀满，疡痱疮毒等症，火气上冲故呕逆，火伤筋则瘛疭抽掣，火伤骨则骨痛难支，火伏于节则节乃有动，火在肠胃则注下，火在少阳则温疟，火实于腹则腹暴痛，火入血分则血溢流注，火烁阴分则精液乃少，火入肝则目赤，火入心则心热，火炎上焦则瞀闷，火郁膻中则懊𢙐，火性急速败绝真阴则暴死。

火郁治法　发者，发越也。凡火郁之病，为阳为热之属也。其脏应心于小肠、三焦，其主在肺络，其伤在阴。

---

①　𪐴（chēn 嗔）：胀。

凡火所居，其有结聚敛伏者，不宜蔽遏，故因其势而解之、散之、升之、扬之，如开其窗，如揭其被，皆谓之发，非独于发汗也。

禹贡九州分野八卦定位

乾宫　雍州，今属陕西省。《禹贡》曰：黑水西河为雍州。其界西据黑水，东距西河，谓之西河者，主冀都而言也。

坎宫　冀州，今属北直隶、山西，兼河南省彰德、卫辉、怀庆三府。《禹贡》曰：三面距河。兖河之西，雍河之东，豫河之北。《周礼·职方·河内》曰：冀州是也。又曰：幽州而营并于幽。营即辽东也。

艮宫　兖州，今属山东省兖州、东昌二府。《禹贡》曰：济河惟兖州。其界东南据济，西北距河。

震宫　青州，今属山东省济南、青州、莱州、登州四府并辽东。《禹贡》曰：海岱惟青州。其界东北至海，西南距岱。岱，泰山也。

巽宫　徐州，今属南直隶徐州。《禹贡》曰：海岱及淮惟徐州。其界东至海，南至淮，北至岱。而西不言济者，以岱之阳，济东为徐，岱之北，济东为青，言济不足以辨，故略之也。《尔雅·济东》曰：徐州者，商无青，并青于徐也。《周礼·正东》曰：青州者，周无徐，并徐于青也。

离宫　扬州，今属南直隶、浙江、江西、福建、广东五省。《禹贡》曰：淮海惟扬州。其界北至淮，东南至海。

坤宫　荆州，今属湖广、广西、贵州三省。《禹贡》曰：荆州衡阳惟荆州。其界北距南条荆山，南尽衡山之阳。

兑宫　梁州，今属四川、云南二省，兼贵州省贵阳、思州、普安等州。《禹贡》曰：华阳黑水惟梁州。其界东距华山之南，西距黑水。

中宫　豫州，今属河南省，兼湖广襄阳、郧阳二府。《禹贡》曰：荆河惟豫州。其界西南至南条荆山，北距大河。

十二地支方位

子　齐，青州。

丑　吴，扬州。

寅　燕，幽州。

卯　宋，豫州。

辰　郑，兖州。

巳　楚，荆州。

午　周，三河河南。

未　秦，雍州。

申　晋，梁州，四川成都，汉曰益州。

酉　赵，冀州，山西北直。

戌　鲁，徐州。

亥　卫，并州，今曰属冀州，山西北直。

凡九州十二宫，天星分野①，《内经》止言九宫分数，未有九州详载。按殷周以下之制，皆以扬州隶丑，青州隶子，徐州隶戌。如前图之类，莫解所谓。且天星周于六合，而欲以中国尽配之，其义何居？及考奇门诸家，则合

---

①　天星分野：我国古代占星家以天空中出现的星象变化来占卜各个地方人世间的吉、凶、祸、福，为此，将地上的州、国与星空的区域互相匹配对应，称作天星分野。

于《禹贡》，复有此九宫分野，与前十二宫者，有所不同，抑又何也？此其中恐有误者。盖不在此，则在彼矣。今并图于此，以便考正。

五运六气药方①

　　运气五瘟丹一名凉水金丹　专治时行瘟疫，发热头痛，身痛腹痛，无汗，日久不愈，或身目发黄，或发斑，发疹，发㾦，或谵语舌胎，或大小便五六日不便等症。服此无不立效。并暑月一切热症，男妇大人小儿，用之如神。

　　甘草甲己年为君　黄芩乙庚年为君　黄柏丙辛年为君　栀子丁壬年为君　黄连戊癸年为君　南香附去毛土　真紫苏叶各一两。为君者加一两

　　以上七味，俱生用不见火，于冬至日为末。用锦纹大黄二两熬膏，和前药末为丸如弹子大，重三钱，朱砂、雄黄为衣，再贴真金。每服一丸，新汲凉水研化送下。或丸大小不一，以便大人小儿加减用之。大人每服重三钱者一丸，如小儿十岁上下者每②一钱五分。病轻日浅者，一服而愈；病深日久者，三四服而痊。忌腥辛辣，油腻煎炒，并一切厚味之物。

　　按五瘟五郁加减引用，开列于后。

　　泻黄散土郁为疫　治脾胃伏火，舌胎口燥，唇干口疮，口臭烦渴等症。

---

　　①　五运六气药方：原作"五运六气药方目录"，因总目录下已有药方目录及内容，故此处删"目录"二字，下设目录内容亦删。

　　②　每：据文义此后疑脱"服"字。

防风四钱　藿香七分　山栀一钱　石膏一钱　生甘草二钱

共为末，每服二三钱，入水二盅，煎一二沸，连末量冷，研化五瘟丹服之。病甚者，将泻黄散永不见火同研化五瘟丹，新汲凉水调服。

连翘青黛饮①水郁为疫　乃脾肾受伤，以致面赤身黄，体重烦渴，口燥舌胎，头面肿大，咽喉不利，大小便涩滞，发斑发疹等症。

青黛八分　元参一钱　泽泻一钱　知母一钱　连翘一钱
童便一盅

水二盅，煎一盅，量冷，研五瘟丹送下。

龙胆泻肝汤木郁为疫　乃肝胆经受病，实火湿热，胁痛耳聋，胆溢口苦，躁扰狂越，头运目眩，胃胁痞塞，咽嗌不利，肠胃燥涩等症。

胆草　黄芩　栀子　泽泻　木通　车前　当归　生地
柴胡　甘草生。各一钱

水三盅，煎一盅，量冷，研五瘟丹服之。加羌活一钱，防风七分。

凉膈散相火郁而为疫　治相火上盛，中焦燥实，烦躁口渴，目赤头眩，口疮唇裂，吐血衄血，大小便秘，胃热发斑，发狂等症。

连翘四钱　大黄酒浸　芒硝二钱　生甘草二钱　栀子炒，

---

① 连翘青黛饮：原作"连翘解毒饮"，据目录改。

一钱　黄芩一钱五分　薄荷一钱　知母二钱

上为末，每服三钱，同五瘟丹研化送下。

泻白散金郁为疫　乃肺与大肠受病。肺火太盛，皮肤蒸热，洒淅寒热，日晡尤甚，咳嗽气急，烦热口渴，胸膈不利等症。

桑白皮一钱五分，蜜水炒　地骨皮水洗，一钱五分　甘草七分，生　粳米一钱　黄芩一钱

水二盅，煎八分，量冷，研五瘟丹服之。

竹叶导赤散君火郁为疫　乃心与小肠受病。治一切火热，表里俱胜，狂躁烦心，口燥咽干，大热干呕，错语不眠，吐血衄血，热甚发斑，便赤淋痛，口糜舌疮，大便燥结等症。

生地二钱　木通一钱　淡竹叶一钱五分　连翘一钱　大黄一钱，生　栀子一钱　黄芩一钱　薄荷八分　黄连八分　甘草梢八分

水三盅，煎一盅，量冷，研化五瘟丹送下。

校注后记

　　《瘟疫发源》是一部温病学著作，也是一部运气学医著，清代医家马印麟编纂。

一、作者

　　马印麟（1646—1735），清代医家，字长公，号好生主人，山东益都县（今青州）金岭镇人。据《益都县志》载，其七世祖马晟曾任明代衡藩良医正，传至马印麟，亦以医知名。马氏自幼习医，尤精儿科。见小儿因脐风夭亡者甚众，遂手辑《保婴秘诀》，详述小儿自产出、断脐、洗浴、哺乳等调护法，以及周岁饮食、起居、寒温适宜诸法。又编纂《瘟疫发源》，以运气测瘟疫之起伏。约九十岁时将生平经验良方汇编成《救急良方》，录方百余首。其著作还有《延龄口诀》《保身养生诀》《胎产须知》《预防痘疹论》等。

二、版本

　　据《中国中医古籍总目》记载，本书目前版本主要有清雍正三年乙巳（1725）刻本和甘豫熹抄本。

1. 刻本

　　据载，雍正本馆藏于中国中医科学院。经调研，原书版本为清雍正三年乙巳（1725）刻本，1函2册（上、下），不分卷。装订形式为线装古籍，竹纸印刷，半页 9 行，行 19 字，小字双行字同，白口，单栏，单边，无鱼尾，版框 18cm×11.8cm，无扉页，无牌记，重新装裱。书况保存良好，文字清晰，书版完整，是该书早期版本，且少见流传，属于善本、祖本、足本。

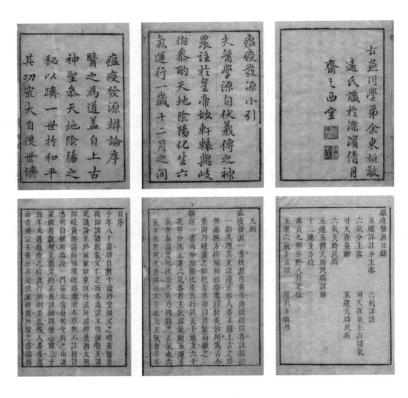

刻本部分书影

2. 抄本

天津中医药大学图书馆藏甘豫熹抄本。经调研，甘豫熹抄本 1 册，此本乃合抄本，前半部分为手抄《瘟疫发源》，后半部分附《霍乱论》。与雍正三年刻本相比，前面缺序、小引，目录与雍正本中"五运六气瘟疫发源"两部分位置颠倒，中间脱文较多，避讳字也较多。但文字清晰，书况良好，保存较完整，应属于不同的版本系统，所宗底本不详。

甘豫熹本的封面、正文、封底保存基本完好，除自序页右下角有"乙丑甘豫熹手抄"字样外，没有发现更多有关抄本具体年代和抄者的信息。根据抄本中有多处避讳字（主要是"玄、眩"二字大多末一点缺笔）出现，且时间为乙丑，推测手抄时间应该在民国以前，为清抄本。此本由两部分组成，一为《瘟疫发源》手抄内容，二为《霍

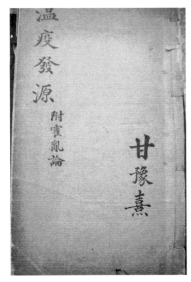

抄本部分书影

乱论》手抄内容，后者原作者为清代温病学家王孟英。《霍乱论》成书于1838年（道光十八年），后重订于1862年（同治元年）。该书成书后至民国，仅1865年为乙丑年（同治四年），据此推测，该年应该是手抄本时间，此时初刻本已经问世140年。手抄者甘豫熹本人生平里籍无考。

三、著作内容及学术影响

本书自序中作者言"幼自数十岁时受祖父之岐黄医业"，"父亡之后，各处寻求明师贤友"，于张仲景、李东垣、刘河间、朱丹溪等人著作认真研读，以为前贤著作将诸病脉理、经络、脏腑、本草等无不注释详细明白，"惟有瘟疫一门而未尝发明受病之由。诸家虽有数句，至简至约，不甚详细"，为此"闷怀心腹二十余年"。后从青州世医张宗玉处得《类经》一部，昼夜朝夕苦读，"将瘟疫一门，由博返约，采集一册，名曰《瘟疫发源》，使后人便易入门"。书成之后未即付梓，而是珍存了三十余年，其间不断在临床实践中进行检验，"屡验屡效，方敢刊刻济人"。其治学何其严谨，著书立说何其审慎，值得后人学习。

由于本书从成书到刊刻出版历经三十余年，刊刻前，作者根据临床实践经验对成书内容做了不少补充，包括瘟疫则验、瘟疫治法表其大略、瘟疫病按等以凡例形式置于正文之前。故全书学术内容主要分为凡例和正文两大部分。正文是三十余年前所著，作者选取明代张景岳之《类经》中关于五运六气的内容，将瘟疫一门，由博返约地进行了论述。他指出："凡主气者，年年不移。客气者，每岁而迭迁……若主客之气正化，则天时风雨调和而五谷丰收，则民亦舒而无病。然一岁之中，全在客气之流行变化。若主客之气不和，阴阳不得升降，则五行相制，天时寒热温凉，不应主气……而民多患灾难疫疠之热症。"并通过推算，预测某年可能有瘟疫流行而早做准备。针对气运不同的年份提出了相应的不同治法，提出7个药方，用于不同气运年的瘟疫防治。该书内容深入浅出，理论与实践相结合，正如小引作者评价该书"其言简，其理明，易于习诵，使人知所由来，其用心可谓深且大矣。诚灵书之纂要，后学之指迷，瘟疫之秘诀，生人之厚幸耶"。凡例部分是三十余年后作者对瘟疫发源于五运六气之变的理论和所创制药方的临床使用体会。马氏总结康熙年间发生的瘟疫，与五运六气主客气不和有显著的关系，认为是"屡验屡效"，并列举两则瘟疫重症病案，用自己创制的药方治疗取得了满意疗效，故将此书刊刻出版，表明本书的理法方药是经得起临床实践检验的，为此尤显珍贵。总之，本书秉《类经》运气学说，探瘟疫发生之由，理、法、方、药俱全，是清代以来较为实用的运气学、温病学著作。

《瘟疫发源》初刻本问世后，版本流传很少。究其原因，盖五运六气"理义深远，繁多难读，盖学浅不能便览",故学者多望而却步,传而不广。正如序中所言:"古今来所刻方书,于疫疠一途详者或鲜。盖诸症或出于人事,而此症则本乎天行,使非通于阴阳五行之理,而究极其微,或爽毫厘,误人非细。"然该书内容深入浅出,言简意赅,将深奥的理论应用于临床实践之中,使得后学者便于学习和掌握,医者之德值得学习,医者之术值得推广流传。

总 书 目

I

本　草

鼎刻京板太医院校正分类青囊药性赋

方　书

医便

卫生编

袖珍方

内外验方

仁术便览

古方汇精

圣济总录

众妙仙方

李氏医鉴

医方丛话

医方约说

医方便览

乾坤生意

悬袖便方

救急易方

程氏释方

集古良方

摄生总论

辨症良方

卫生家宝方

寿世简便集

医方大成论

医方考绳愆

鸡峰普济方

饲鹤亭集方

临证经验方

思济堂方书

济世碎金方

揣摩有得集

亟斋急应奇方

乾坤生意秘韫

简易普济良方

名方类证医书大全

南北经验医方大成

新刊京本活人心法

临证综合

医级

医悟

丹台玉案

玉机辨症

古今医诗

本草权度

弄丸心法

医林绳墨

医学碎金

医学粹精

医宗备要

医宗宝镜

医宗撮精

医经小学

医垒元戎

医家四要

证治要义

松厓医径

济众新编

扁鹊心书

眼科开光易简秘本

眼科正宗原机启微

咽喉口齿

咽喉论

咽喉秘集

喉科心法

喉科杓指

喉科枕秘

喉科秘钥

咽喉经验秘传

养　生

易筋经

山居四要

寿世新编

厚生训纂

修龄要指

香奁润色

养生四要

养生类纂

神仙服饵

尊生要旨

黄庭内景五脏六腑补泻图

医案医话医论

纪恩录

胃气论

北行日记

李翁医记

两都医案

医案梦记

医源经旨

沈氏医案

易氏医按

高氏医案

温氏医案

鲁峰医案

赖氏脉案

瞻山医案

旧德堂医案

医论三十篇

医学穷源集

吴门治验录

沈芊绿医案

诊余举隅录

得心集医案

程原仲医案

心太平轩医案

东皋草堂医案

冰壑老人医案

芷园臆草存案

陆氏三世医验

罗谦甫治验案

周慎斋医案稿

临证医案笔记

丁授堂先生医案

张梦庐先生医案

养性轩临证医案

养新堂医论读本